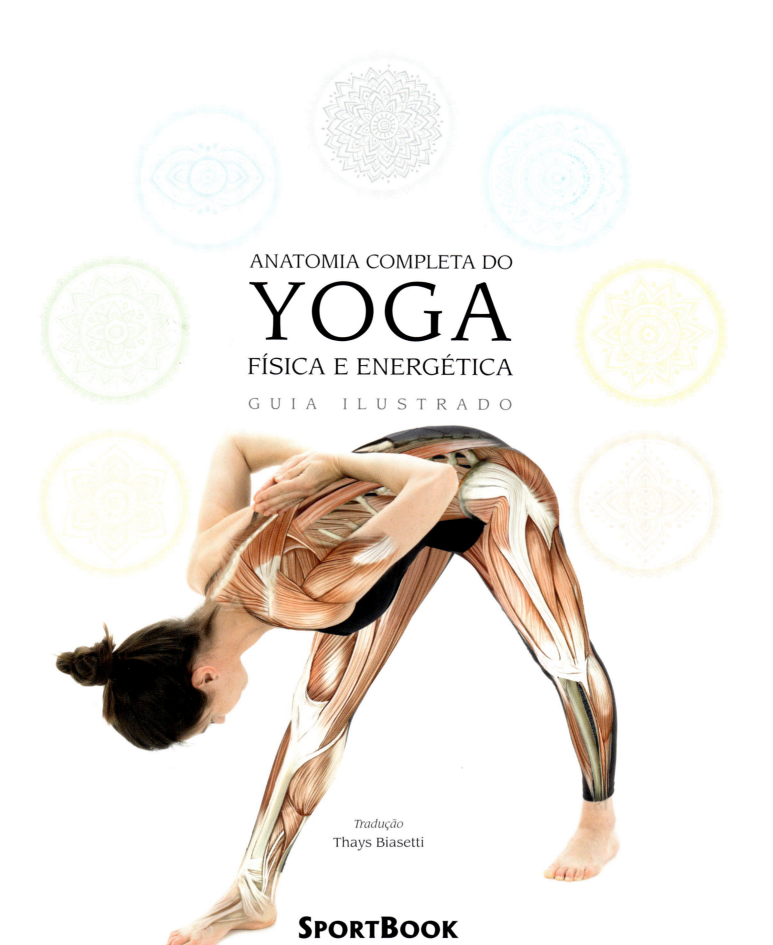

ANATOMIA COMPLETA DO
YOGA
FÍSICA E ENERGÉTICA

GUIA ILUSTRADO

Tradução
Thays Biasetti

SportBook

ANATOMIA COMPLETA DO
YOGA
FÍSICA E ENERGÉTICA
GUIA ILUSTRADO

Título espanhol original: *Anatomía & Yoga*
© Copyright 2018 Editorial Paidotribo – Direitos mundiais
Publicado por Editorial Paidotribo, Spain

Texto: Dra. Mireia Patiño Coll
Ilustrações: Myriam Ferrón
Fotos: Nos & Soto

Tradução para o português © copyright 2018 de Edipro

Produção: Sagrafic S.L.

Impresso na Espanha.

Créditos da edição brasileira

Todos os direitos reservados. Nenhuma parte deste livro poderá ser reproduzida ou transmitida de qualquer forma ou por quaisquer meios, eletrônicos ou mecânicos, incluindo fotocópia, gravação ou qualquer sistema de armazenamento e recuperação de informações, sem permissão por escrito do editor.

Grafia conforme o novo Acordo Ortográfico da Língua Portuguesa.

1ª edição, 2018.

Editores: Jair Lot Vieira e Maíra Lot Vieira Micales
Produção editorial: Carla Bitelli
Adaptação de capa: Estúdio Design do Livro
Revisão: Cátia de Almeida
Editoração eletrônica: Estúdio Design do Livro

Dados Internacionais de Catalogação na Publicação (CIP)
(Câmara Brasileira do Livro, SP, Brasil)

Patiño Coll, Mireia.
    Anatomia completa do yoga: Física e energética: Guia ilustrado / Mireia Patiño Coll; tradução de Thays Biasetti. – São Paulo: SportBook, 2018.

    Título original: *Anatomía & Yoga*.
    ISBN 978-85-69371-04-5

    1. Anatomia humana 2. Mente e corpo 3. Saúde – Promoção 4. Terapias complementares 5. Yoga 6. Yoga – Aspectos da saúde 7. Yoga – Técnicas I. Biasetti, Thays. II. Título.

18-14215   CDD-613.7046

Índice para catálogo sistemático:
1. Yoga : Promoção da saúde 613.7046

SPORTBOOK
São Paulo: (11) 3107-4788 • Bauru: (14) 3234-4121
www.sportbook.com.br • edipro@edipro.com.br
@editoraedipro   @editoraedipro

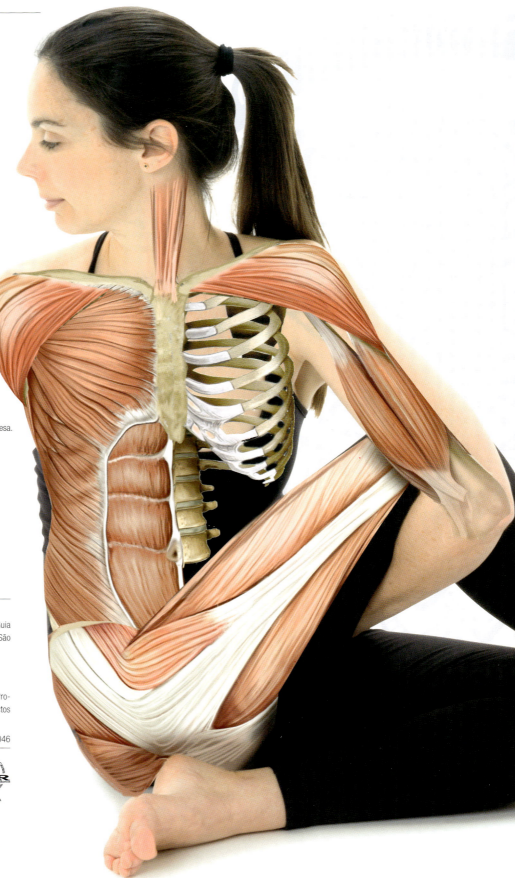

Introdução

O yoga é uma prática milenar que apareceu na Índia há mais de 4 mil anos e que perdura até nossos dias. Atualmente, milhões de pessoas em todo o mundo praticam alguma modalidade de yoga: *Hatha Yoga*, *Raja Yoga*, *Ashtanga Yoga*, *Bhakti Yoga*, *Kundalini Yoga*, *Iyengar Yoga*... Todas elas são apenas maneiras diferentes de se aproximar e entender essa prática. Mas o yoga é apenas um e pode ser acessado por esses caminhos ou vias que surgiram ao longo do tempo.

Yoga significa "união". Seu objetivo final é encontrar o caminho que nos leva à união do corpo e da mente, do espírito individual com a Consciência Universal ou o Espírito Supremo. No Ocidente, as modalidades de yoga mais conhecidas são aquelas que trabalham o corpo físico, como *Hatha Yoga*. Por essa razão, é necessário conhecer o corpo e a sua anatomia, a fim de realizar uma prática correta das posturas fundamentais (asanas) e técnicas de respiração (pranayama).

Esta obra é uma exposição sobre o yoga e a anatomia envolvida nos processos biológicos e energéticos do corpo humano. É dividida em seis grandes blocos, que correspondem a seis capítulos pelos quais o leitor pode ter uma ideia sólida do que o yoga e sua prática representam.

No primeiro capítulo, "Introdução ao yoga", é apresentada uma breve história de suas origens e diferentes sendas. As principais características do yoga clássico de Patanjali também são descritas e uma explicação introdutória da prática dessa tradição é oferecida.

O segundo capítulo aborda a anatomia e a fisiologia, descreve todos os sistemas que compõem o corpo humano e trata de quatro dos mais importantes na prática do yoga: sistema esquelético, sistema muscular, sistema nervoso e sistema endócrino.

No terceiro capítulo, explica-se de forma breve em que consiste a anatomia energética do ser humano. São descritos os três corpos do ser; os cinco *koshas* ou camadas, os *nadis* ou canais energéticos e os *chakras*, que são centros de energia vital e psíquica do corpo sutil.

No quarto capítulo, são mostradas 74 posturas: 50 asanas e 24 variações. De cada uma delas, são explicadas as técnicas para sua realização, os benefícios que proporcionam e as possíveis contraindicações, bem como algumas alternativas e considerações anatômicas, todas acompanhadas de imagens detalhadas. No final do capítulo, a série de posturas que compõem a tradicional Saudação ao Sol é descrita passo a passo.

O quinto capítulo é uma introdução à anatomia e à biomecânica do sistema respiratório, bem como às técnicas de respiração utilizadas no yoga: *pranayama*. Também são mencionados os *bhandas*, graças aos quais é possível controlar e canalizar nossa energia interna.

O livro é concluído com um capítulo final dedicado a relaxamento, *mudras* e meditação, necessários para avançar no caminho interno para descobrir a verdadeira natureza do ser humano.

Mireia Patiño Coll
Professora de yoga pela International
Yoga Teachers Association (IYTA).
Mestra em Diálogo Inter-religioso, Ecumênico
e Cultural pela Universidade Ramon Llull

> "Dizem que, para o homem sábio que deseja alcançar o yoga, a ação é o caminho; mas, uma vez alcançado o yoga, o caminho é apenas a quietude."
> (Bhagavad Gita, VI, 3)

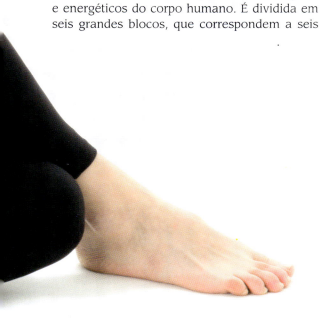
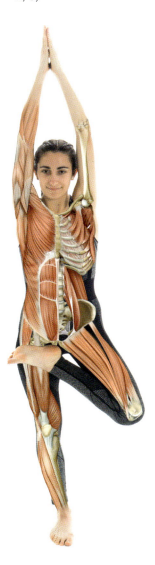

Sumário

Como usar este livro 6

INTRODUÇÃO AO YOGA 9

História do yoga 10
As sendas do yoga 12
Patanjali e os *Yoga Sutras* 14
A prática do yoga 16

ANATOMIA E FISIOLOGIA 19

Os sistemas do corpo 20

SISTEMA ESQUELÉTICO
O sistema esquelético 22
Os ossos do corpo humano 24
A coluna vertebral 26

SISTEMA MUSCULAR
O sistema muscular 28
Os músculos do corpo 30
Planos, seções e movimentos corporais 32

OUTROS SISTEMAS
O sistema nervoso 34
O sistema endócrino 35

ANATOMIA ENERGÉTICA DO SER HUMANO 37

SHARIRAS
Os três corpos do ser humano 38

KOSHAS
Os cinco *koshas* ou camadas 39

NADIS
Os *nadis* ou canais energéticos 40

CHAKRAS
Os *chakras* 41
Elementos essenciais dos *chakras* 42

ASANAS 45

INTRODUÇÃO
Os asanas do yoga 46

ASANAS DE INÍCIO
Tadasana 48
Dandasana 50
Savasana 52

ASANAS BÁSICOS
Apanasana 54
Marjariasana 56
Adho Mukha Svanasana 58
Virabhadrasana I e II 60
Virabhadrasana III 62
Malasana 64
Utkatasana 66

ASANAS DE FORÇA
Navasana 68
Vasishtasana 70
Chaturanga Dandasana 72

ASANAS DE EQUILÍBRIO
Vrikasana 74
Garudasana 76

ASANAS DE INCLINAÇÃO LATERAL E *TRIKONAS*
Parighasana 78
Utthita Trikonasana 80
Utthita Parsva Konasana 82

ASANAS DE EXTENSÃO
Setu-Bandhasana 84
Purvottanasana 86

Bhujangasana	88
Matsyasana	90

ASANAS DE FECHAMENTO OU FLEXÃO PARA A FRENTE

Parsvottanasana	92
Paschimottanasana	94
Balasana	96
Kurmasana	98

ASANAS DE TORÇÃO

Ardha Matsyendrasana	100
Jatara Parivartanasana	102

ASANAS SEMI-INVERTIDOS E INVERTIDOS

Prasarita Padottanasana	104
Sasangasana	106
Salamba Sarvangasana	108
Halasana	110
Salamba Sirsasana	112
Suryanamaskar, a Saudação ao Sol	114

PRANAYAMA E BHANDAS — 119

PRANAYAMA

O sistema respiratório	120
Tipos básicos de respiração	122
A prática do *pranayama*	124
Iniciação ao *pranayama*	126
Técnicas básicas do *pranayama*	128

BHANDAS

Bhandas: chaves energéticas	130

RELAXAMENTO, *MUDRAS*, MEDITAÇÃO — 133

O relaxamento	134
Hasta mudras	136
A meditação	138
O silêncio interior	140
Glossário	143
Bibliografia	144

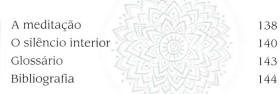
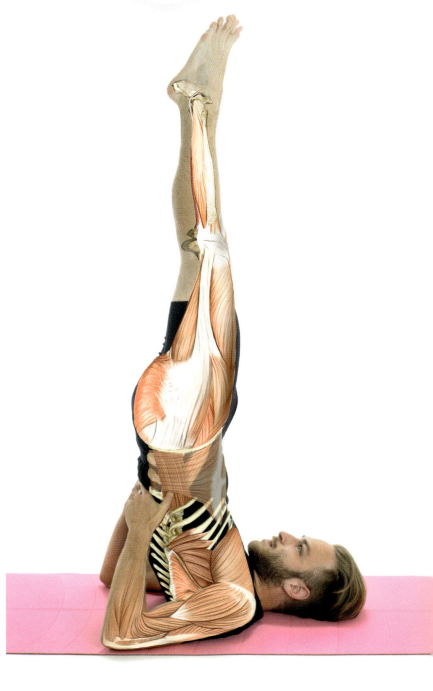

Como usar este livro

INTERPRETAÇÃO DOS ASANAS

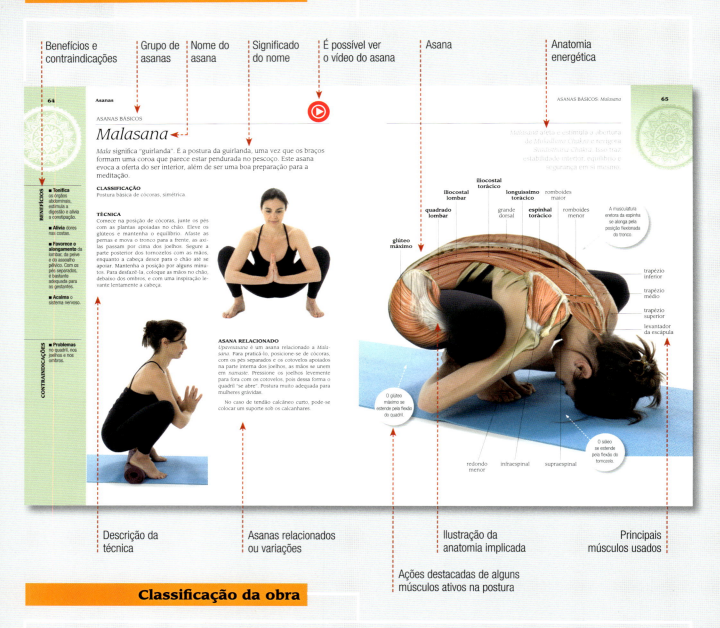

- Benefícios e contraindicações
- Grupo de asanas
- Nome do asana
- Significado do nome
- É possível ver o vídeo do asana
- Asana
- Anatomia energética
- Descrição da técnica
- Asanas relacionados ou variações
- Ilustração da anatomia implicada
- Principais músculos usados
- Ações destacadas de alguns músculos ativos na postura

Classificação da obra

- A cor e o símbolo dos *chakras* (*tattvas*) identificam os capítulos
- Página
- Capítulo
- Seção
- Título do tema
- Introdução ao tema

Como acessar o conteúdo adicional

Além do conteúdo publicado nas páginas deste livro, ANATOMIA COMPLETA DO YOGA – FÍSICA E ENERGÉTICA apresenta um conteúdo adicional com cinquenta vídeos tutoriais, que fazem desta obra a mais completa sobre o assunto.

Pela internet

Registre-se gratuitamente na página: **books2ar.com/pai/br** e introduza o seguinte código:

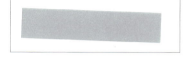

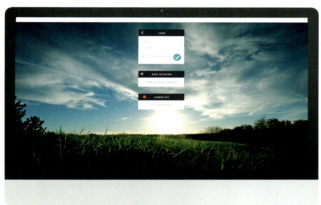

Por realidade aumentada

1. Baixe gratuitamente o aplicativo em:

- **books2ar.com/pai/br**

- Escaneie um destes códigos:

QR para iOS   QR para Android

 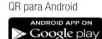

- Ou busque ANATOMÍA & YOGA na loja oficial de seu dispositivo Android ou iOs.

2. Utilize o app para escanear a página que apresenta este ícone:

3. Descubra o conteúdo adicional.

Três passos simples:

1. Raspe o retângulo
2. Acesse e coloque o código
3. Registre-se

Três passos simples:

 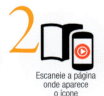

1. Baixe o app gratuitamente
2. Escaneie a página onde aparece o ícone
3. Descubra o conteúdo adicional

Contém vídeos tutoriais

Acessíveis em todas as páginas que apresenta o ícone

O app requer conexão com internet para acessar o conteúdo multimídia.

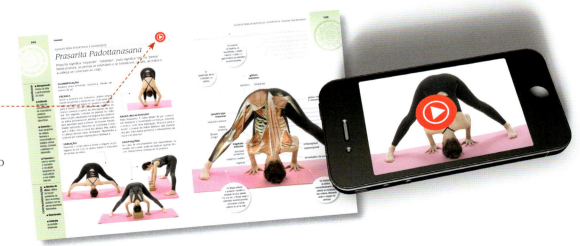

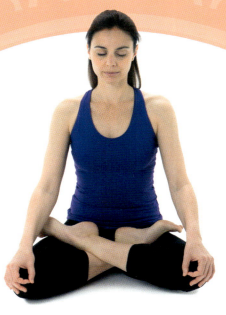

INTRODUÇÃO AO YOGA

O yoga é uma das técnicas mais antigas da humanidade e sua prática integra o corpo, a mente e o espírito. Originário da Índia, teve grande expansão e propagação nos últimos séculos por todo o Ocidente. Por meio de sua prática, podemos alcançar um estado de união, isto é, de plena consciência, paz e felicidade. Além disso, o yoga é uma fonte de saúde que nos traz grandes benefícios em todos os níveis. Este capítulo oferece uma breve história do yoga, seus diferentes caminhos e uma introdução à sua prática.

História do yoga

A palavra "yoga" vem da raiz *yuj*, que significa "unir", "concentrar" ou "juntar". Também pode ter outra conotação, significando submeter-se a um método de ensino. O yoga poderia ser, então, definido como um estado profundo de serenidade, concentração mental e união alcançado pelo praticante ou *yogi* com uma série de práticas disciplinadas.

Desse modo, o yoga é união e também um método e uma disciplina de si mesmo. Sua prática nos leva a um caminho de libertação, de introspecção, de saúde, de consciência plena, de integração corpo-mente-espírito e, finalmente, de união do aspecto mais material com o espiritual, com o Absoluto (como uma gota de água no imenso oceano).

É também um estado ao qual podemos acessar de diferentes maneiras. Das práticas psicofísicas até a realização do ser pelo conhecimento ou pela ação desinteressada, encontramos uma ampla gama de técnicas, caminhos e formas muito diferentes que surgiram ao longo da história.

O yoga nasceu na Índia, e sua história é impregnada com a espiritualidade hindu. Suas origens se encontram nos primeiros estágios espirituais, em tempos muito antigos. Embora seja apenas uma aproximação, já que todas as etapas estão interligadas, é possível esboçar a história do yoga em seis períodos gerais.

Antigo mapa da Índia.

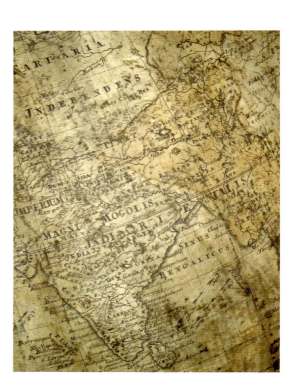

Estátua de bronze da dança de Shiva.

YOGA ANTIGO, PRÉ-VÉDICO

As comunidades agrícolas estabelecidas no Vale do Indo desde o Neolítico (7000-6000 a.C.) evoluíram para uma civilização urbana localizada na bacia desse rio, denominada civilização do Vale do Indo. Pertencentes a essa época, figuras de terracota foram encontradas em várias posições que evocam algumas posturas de meditação do yoga. É uma primeira indicação, embora não conclusiva, da possível primeira aparição dessa disciplina.

Por outro lado, nos povos dravídicos primitivos, localizados principalmente no sul da Índia, emerge uma espiritualidade de natureza mística e emocional. A espiritualidade do yoga parece vir dessa cultura, embora sua prática seja desconhecida.

ETAPA PRÉ-CLÁSSICA

São criados os textos clássicos do hinduísmo, em que se começa a descrever o yoga. Nos *Upanishads*, ou doutrinas secretas, aparece a primeira referência ao yoga como um caminho de salvação e conhecimento (*Svetasvatara Upanishad*).

O *Bhagavad Gita* (séculos V-II a.C.), ou a Canção do Senhor, o poema religioso-filosófico que é núcleo da extensa obra épica *Mahâbhârata*, já define explicitamente três vias ou caminhos de libertação: *Jñaña Yoga* (caminho do conhecimento), *Karma Yoga* (caminho da ação desinteressada) e *Bhakti Yoga* (caminho da devoção espiritual). A libertação supõe um trabalho que consistirá em orientar a vida diária em direção ao Ser Supremo. O *Bhagavad Gita* integrou diversas correntes do pensamento espiritual dominante no hinduísmo da época, reformulando diversos conhecimentos que vão desde o ritualismo ortodoxo até as lições dos *Upanishads*.

ÉPOCA CLÁSSICA

Aparecem os sistemas filosóficos clássicos da filosofia hindu (séculos III-VII d.C.), os darsanas. São seis sistemas filosóficos que dão uma visão ou concepção do próprio mundo. Estes sistemas são: *Vaisheshika*, *Nyaya*, *Samkhya*, yoga, *Mimansa* e *Vedanta*.

Samkhya é o sistema mais antigo e, em dado momento, foi combinado com o yoga. Na verdade, o yoga representaria o aspecto prático, a disciplina que deveria ser aplicada do sistema *Samkhya*. A necessidade de libertação deste último é dispensada praticando a disciplina do corpo e da mente que o yoga oferece. O yoga clássico é codificado nos *Yoga Sutras* de Patanjali (a data exata de sua realização é desconhecida), que coleta e sistematiza as antigas doutrinas dessa disciplina e sua prática.

ÉPOCA PÓS-CLÁSSICA

Coincide com a Idade Média das civilizações ocidentais. Aparecem as grandes correntes religiosas do hinduísmo (*Shivaísmo*, *Vishnuísmo* e *Saktismo*), além de diversas escolas de espiritualidade, entre as quais é possível enfatizar *Sankara* (século IX), que foi o maior exponente da doutrina de *Advaita Vedanta*. O yoga clássico manteve uma metafísica dualista (isto é, diferenciava matéria e espírito); no entanto, muitas outras correntes do yoga pós-clássico possuíam uma filosofia não dual (*advaita*).

Nesse momento, o *Bhakti Yoga* está em total ascensão, e teve como um dos maiores expoentes Sri Caitanya (século XVI).

Quase no século XV, aparece o mais antigo conhecido manual de *Hatha Yoga*, *Hatha-Yoga-Pradipika*, escrito por Svamin Svatmarama.

ETAPA MODERNA

Alguns autores a chamam de "era obscura", em razão das práticas de *Hatha Yoga* se reservarem a determinadas castas, diferentemente do período anterior, em que eram acessíveis a todos.

Nessa etapa, aparecem os importantes textos de *Hatha Yoga*: *Gheranda da Samhita* (século XVII) e *Shiva Samhita* (século XVIII). O primeiro apresenta uma série de técnicas que posteriormente construiriam a base do yoga contemporâneo.

ETAPA CONTEMPORÂNEA

Época de expansão e difusão do yoga no Ocidente. As doutrinas de muitos mestres percorrem todo o mundo, criando diferentes escolas de yoga em todos os lugares. Alguns desses mestres que valem a pena destacar são: Râmakrishna (1836-1886), Tirumalai Krishnamacharya (1888-1989), Swami Sivananda (1887-1963), Paramahansa Yogananda (1893-1952) e Sri Aurobindo (1872-1950).

Também se pode falar de uma etapa pós-contemporânea do século XX, cujos principais representantes seriam: Iyengar, Desikachar, Svāmi Viṣṇudevānanda e Yogi Bhajan.

Texto em sânscrito do *Bhagavad Gita*.

Cidade sagrada de Varanasi, no norte da Índia.

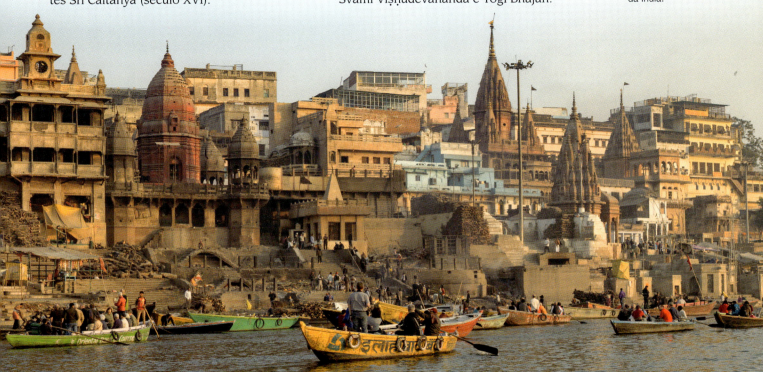

As sendas do yoga

Ainda que o yoga seja um, apresenta diversas sendas que nos conduzem à união de corpo-mente-espírito. Assim como cada pessoa é diferente, também é o yoga, que como técnica de conhecimento transcendente nos oferece diversas modalidades, das quais podemos escolher de acordo com nossa personalidade ou nosso temperamento.

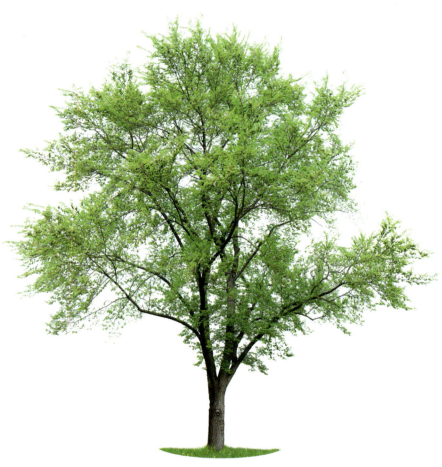

O yoga, como uma árvore, é apenas um tronco do qual partem diversos galhos.

Essas técnicas foram aparecendo ao longo da história. O *Bhagavad Gita* (séculos V-II a.C.) nos fala de três tipos de yoga como caminho de libertação: *Jñaña Yoga*, *Karma Yoga* e *Bhakti Yoga*. Patanjali, em sua obra *Os Yoga Sutras*, sistematiza o *Raja Yoga*. Quanto ao *Hatha Yoga*, foi mencionado em um *Upanishad* e nos *Puranas*, ainda que se acredite que sua prática seja muito mais antiga.

Nessas diferentes formas de praticar yoga, encontramos desde os yogas mais mentais, espirituais, até aqueles que se concentram no trabalho físico e na consciência do corpo. Não importa o caminho que escolhemos, todas essas sendas são fontes de libertação, levam-nos à superação do ego, ao descanso e à calma mental, ao despertar da consciência, ao aumento de nossa energia e alegria interna e, finalmente, à união de corpo-mente-espírito.

Mesmo existindo dezenas de yogas, poderíamos resumir em cinco importantes ramos: *Karma Yoga* (caminho da ação), *Jñaña Yoga* (caminho do discernimento), *Bhakti Yoga* (caminho do amor e da devoção), *Hatha Yoga* (caminho da energia vital e mental) e *Raja Yoga* (caminho da introspecção).

KARMA YOGA

É o yoga da ação desinteressada; mas nem sempre foi assim. Na antiga literatura védica, era entendida como ação ritual nos sacrifícios, que se caracterizava por sua precisão e exatidão no momento de executar um ritual; era uma ação externa. A Índia, pouco a pouco, foi se desprendendo desse ritualismo védico, de forma que essa ação externa se transformou, internalizando-se até se converter em um ato desinteressado pelos trabalhos.

O ser humano se torna, então, responsável por cada pensamento e ação que produz e que vai gerar uma consequência na lei do carma, que é a lei moral da causa e efeito. Portanto, no yoga da ação, a atitude perante a vida se caracteriza por realizar qualquer trabalho ou serviço de maneira desinteressada. O praticante de *Karma Yoga* deixa de ser o protagonista da ação para se converter em um instrumento dela. Essa ação, serviço ou trabalho é feita com base em envolvimento e entrega desinteressada.

JÑAÑA YOGA

É o caminho do conhecimento, do discernimento. *Jñaña* não se refere a um conhecimento intelectual, mas à sabedoria suprema, que se adquire por reflexão e meditação. Consiste em duas etapas básicas. A primeira é a reflexiva, em que utilizamos a mente racional para analisar aquilo que desejamos conhecer, por exemplo, por perguntas. Umas das perguntas mais utilizadas é: "Quem sou eu?".

Uma segunda etapa é a meditativa, em que se abandona a mente racional, e um discernimento amplo surge da experiência pessoal. Por essa prática continuada, são destruídos os preconceitos, as obsessões, as ideias preconcebidas, e se adquire um conhecimento experimental que nos permite descobrir a realidade final das coisas. Tal como menciona o *Bhagavad Gita*, no capítulo quatro, elimina-se o mal e as dúvidas e obtém-se, finalmente, a paz suprema.

BHAKTI YOGA

Conhecido como o yoga da devoção, do amor puro. O praticante é um devoto para aquilo que é motivo de sua devoção, podendo ser a Divindade, o Absoluto, assim como qualquer outro propósito devocional. Da mesma maneira que no *Karma Yoga*, o amor do devoto é incondicional, não espera nada em troca. É uma atitude de entrega e de abandono total à vontade divina.

O praticante, ou *bhakta*, tem de ser uma pessoa não muito apegada aos desejos dos sentidos e que também apresenta um alto valor moral. Esse caminho do yoga pode se combinar muito bem com outras práticas do yoga e com a vida cotidiana.

HATHA YOGA

É o caminho da energia vital e mental. Seu significado vem do mesmo nome: *Ha* significa "lua" e *Tha* quer dizer "sol", que representam essas energias, a vital e a mental. Quando essas forças se unem, aparece a Kundalini, energia espiritual. O *Hatha Yoga* é um dos yogas mais praticados no Ocidente, precisamente porque sua prática inicial se concentra no corpo físico: nos asanas (posturas), nos *shatkarmas* (exercícios de purificação), nos *pranayamas* (controle e regulação da respiração). Essas práticas proporcionam equilíbrio físico e controle do corpo, permitem que a energia flua por ele, purificando e regulando sua atividade fisiológica. Além disso, no *Hatha Yoga* são realizados *mudras* (gestos psíquicos) e *bandhas* (chaves energéticas) que induzem à concentração e à meditação.

RAJA YOGA

É o yoga real, ainda que se conheça como yoga mental. É a senda da introspecção, da retração dos sentidos, em que se dirige a atenção para o interno, podendo transcender o plano físico, até chegar a um nível profundo de meditação. O praticante atinge um estado de consciência (supraconsciência) em que descobre o real e a verdadeira natureza do ser.

O caminho do *Raja Yoga* engloba outros ramos do yoga, como o *Patanjala-Yoga* (baseado nos *Yoga Sutras* de Patanjali), o *Kundalini Yoga*, o *Kriya Yoga*, o *Mantra Yoga* e o *Dhyana Yoga*.

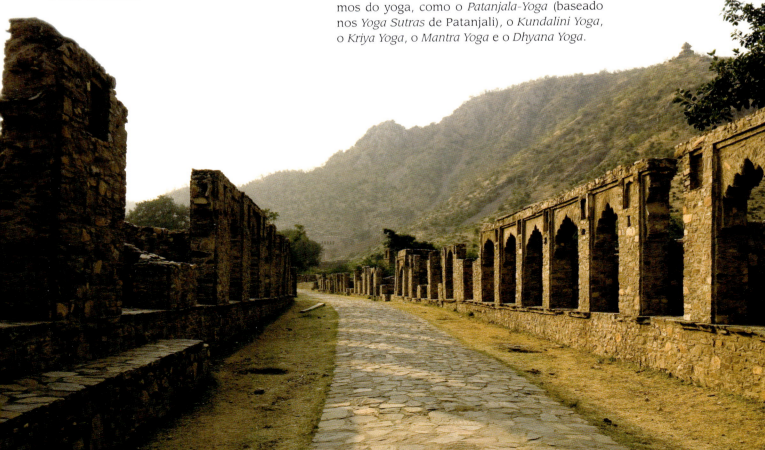

Diversas sendas da prática do yoga conduzem à união. Caminho em Fatehpur, Rajastão, Índia.

Patanjali e os *Yoga Sutras*

Os *Yoga Sutras* são considerados alguns dos textos mais importantes do yoga clássico. Essa obra representa o primeiro método sistemático que descreve, de maneira concreta, as regras da prática do yoga. A época exata de sua aparição é desconhecida; acredita-se que podem ter surgido em torno de 200 a.C., embora alguns autores achem que sejam de épocas posteriores.

Pranava mantra. Sílaba sagrada "OM", pronunciada como "AUM", que representa a tríade sagrada de Brahma (o Criador), Vishnu (o Preservador) e Shiva (o Destruidor). "A repetição e o pensamento do significado de *Pranava* conduzem ao *Samâdhi*." *Sutra*, 28

O texto de Patanjali é composto de 195 sutras ou aforismos, escritos em sânscrito, e é dividido em quatro capítulos: "Concentração" (*Samâdhi Pada*), "Prática" (*Sadhana Pada*), "Experiências" (*Vibhuti Pada*) e "Liberdade absoluta" (*Kaivalya Pada*).

Sutra significa "alinhavar", "tecer". Os sutras sintetizam uma grande quantidade de significados em poucas palavras.

ACALMAR A MENTE

Patanjali, no início de sua declaração, revela o que é o yoga: **"yoga é o controle dos estados da mente"**, ou, dito de outra maneira, "a cessação das flutuações mentais".

Se observarmos nossa mente por um momento, veremos que ela não para; estamos constantemente pensando; de forma contínua, passamos de um pensamento para outro sem cessar. Isso nos leva a agir, muitas vezes, de forma desordenada, sem conseguir nos concentrar no momento presente, vivendo, assim, afastado do "aqui e agora". De acordo com Patanjali, os padrões de pensamento podem ser dominados pela persistente e constante prática de concentração, sem interrupção, e pelo desapego de bens materiais. Essa é a maneira de acalmar a mente e alcançar uma percepção adequada do mundo real, transformando-se para obter felicidade e paz absolutas.

OBSTÁCULOS PARA A PAZ INTERIOR

Segundo os *Yoga Sutras*, existem cinco principais causas que nos impedem de alcançar a tranquilidade e a paz interior. Esses cinco obstáculos, que são a principal causa do ego e do sofrimento, são denominados *kleshas*.

Avidya. Ignorância ou falsa compreensão da verdadeira natureza das coisas.
Asmita. Egoísmo ou falsa apreciação da própria pessoa.
Raga. Apego ou necessidade das impressões mentais ou dos objetos.
Dvesha. Aversão aos padrões de pensamento, conectado a experiências passadas dolorosas.
Abhinivesha. Apego instintivo à vida e medo da morte.

Para superar progressivamente os *kleshas*, temos de nos tornar conscientes daquilo que nos perturba. Permanecer em estado de alerta e, quando nos sentirmos mal, parar um momento e refletir sobre isso. Uma vez que conseguimos um conhecimento claro e discriminativo do que sentimos, somos libertados do sofrimento.

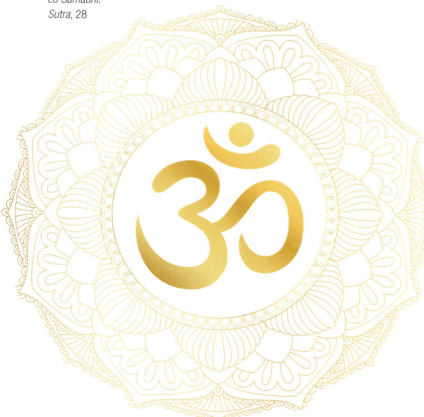

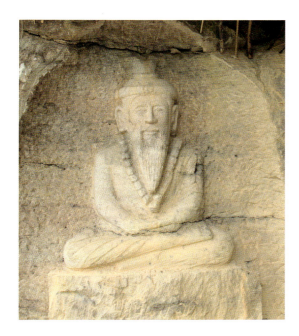

ASHTANGA YOGA, OS OITOS MEMBROS DO YOGA

Patanjali, no segundo capítulo de sua obra *Yoga Sutras*, expõe as etapas da prática, o caminho necessário para alcançar o yoga (*sadhana*). É o caminho óctuplo do yoga, conhecido como *Ashtanga Yoga*, em que se enumeram oito *angas* ou "membros", que correspondem às oito práticas necessárias para, ao fim, alcançar o *Samâdhi*.

Preparação externa, *Bahyrangas*

As oito práticas do yoga vão do mais externo ao mais interno. Os cinco primeiros passos, *Bahyrangas*, são considerados uma preparação externa para que o yogi possa desenvolver e purificar seu organismo e abstrair-se dos estímulos externos antes de se aprofundar em seu mundo interior.

Yama. São as disciplinas éticas, as regras necessárias e universais para que o mundo funcione e o caos seja evitado. Trata-se de cinco regras fundamentais: *ahimsa* (não violência), *satya* (dizer a verdade), *asteya* (não roubar), *brahmacharya* (continência) e *aparigraha* (não cobiçar, não acumular).

Niyama. São as disciplinas psicofísicas de autocontrole. Também são cinco: *saucha* (pureza, limpeza interior e exterior), *santosa* (satisfação, serenidade), *tapas* (austeridade, autodisciplina), *svadyaya* (autoconhecimento) e *Isvara Pranidhana* (entrega, adoração ao Absoluto).

Asana. É a postura, a posição corporal que se adota durante a prática do yoga. Tem de ser estável e agradável, e também fácil de se manter durante certo tempo.

Prânâyâma. É o controle consciente da respiração, do ar, do *prana* ou energia vital e vibrante. Os prolongamentos conscientes de inspiração e expiração são realizados em *prânâyâma*. A retenção da respiração com os pulmões cheios ou vazios também faz parte desta disciplina.

Prâtyâhâra. Significa "distanciar-se" e consiste em retrair os órgãos dos sentidos a fim de acalmá-los, conduzindo-os até nosso interior.

Busca interior, *Antarangas*

Uma vez que os cincos primeiros passos externos foram colocados em prática, inicia-se o processo triplo de *Samyama*, que significa "equilíbrio". Começa quando a mente se encontra em condições de dirigir sua concentração a um único ponto (*Ekagrata*).

Dhâranâ. Significa "contenção" ou "concentração". A mente se concentra mantendo sua atenção dirigida a algo, um objeto qualquer, que pode ser real ou fictício.

Dhyâna. Fase de meditação. Surge quando já existe uma concentração prolongada durante um tempo sem requerer esforço. Obtém-se um grau de interiorização profundo e uma importante transformação da consciência.

Samâdhi. É a culminação completa. A mente fica absorta e o praticante se identifica com o objeto de meditação. Perde-se a consciência de corpo e vive-se a plena consciência (supraconsciência), a paz e a suprema felicidade.

Baixo-relevo em pedra de um Rishi (sábio).

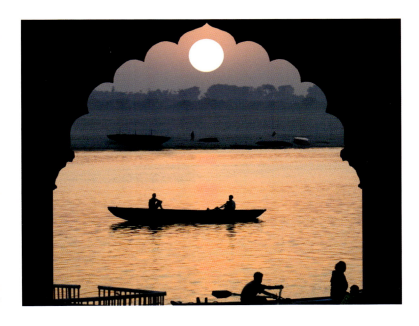

Amanhecer no rio Ganges; para um hindu, fonte de vida e espiritualidade, mas também de morte, entendida como "libertação".

A prática do yoga

O yoga abrange uma ampla gama de técnicas físicas, mentais e espirituais que o praticante descobre aos poucos, capacitando-se a viver de forma mais intensa, desenvolvendo mais desapego das coisas materiais, e dos eventos externos da vida ou dos estados internos da mente.

Pela prática do yoga, desenvolvemos um nível de consciência mais elevado e isso nos torna mais atentos a tudo o que nos rodeia. Isso amplia nossa capacidade de perceber e realizar cada ação e pensamento que nos acompanham em nossas vidas diárias.

O YOGA EM RELAÇÃO A OUTRAS TÉCNICAS FÍSICAS

Existem muitas modalidades e escolas para praticar o yoga, e cada uma delas possui seu próprio *sadhana* (prática) para orientar o praticante à liberdade suprema. Todas têm aspectos em comum que diferenciam o yoga do exercício físico ou de outras técnicas psicofísicas. De fato, fora de seu contexto, um asana (ou postura) do yoga poderia, a priori, não ser diferenciado de um alongamento em uma aula de ginástica. No entanto, toda prática do yoga reúne algumas características principais e básicas, que são essenciais para a autorrealização do ser humano em toda sua amplitude.

As diferenças do yoga em relação ao exercício físico ou a outras técnicas psicofísicas se resumem nos seguintes pontos.

DIFERENÇAS DO YOGA EM RELAÇÃO A OUTRAS TÉCNICAS FÍSICAS

1. Tomada de consciência do aqui e agora. Com atenção plena em tudo o que nos rodeia, criamos um espaço que nos permite viver o momento presente com intensidade.

2. Focar a atenção no corpo físico. Podemos manter a atenção direcionada à posição do corpo, ao movimento de início e fim de uma postura, aos músculos e às articulações que nos permitem manter nessa postura, etc.

3. Consciência da respiração. Permite-nos observar a inspiração e expiração e quando ajudam na postura ou exercício final. Nossa forma de respirar também nos mostra como está nosso organismo internamente (físico e psíquico).

4. Controle do corpo e da respiração. O controle sobre o movimento e sobre a respiração só aparece quando, previamente, se tem consciência deles. Isso representa um passo mais avançado na prática do yoga.

5. Controle mental. Prestar atenção aos processos da mente nos permite ser conscientes de nossos pensamentos. Dessa maneira, tornamo-nos responsáveis por eles e por sua influência em nosso corpo físico e psíquico.

6. Capacitação espiritual. O yoga capacita a pessoa a encontrar um caminho de espiritualidade, que transcenda o mundano.

7. Aumento da energia. Ao finalizar uma prática do yoga, é comum experimentar um aumento da energia física e da alegria interna.

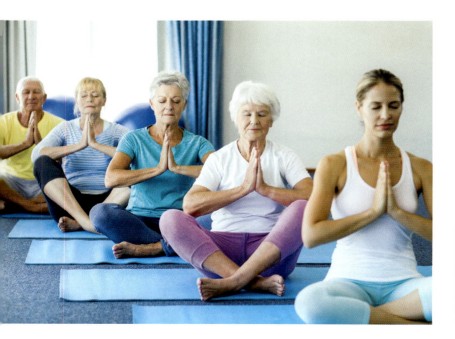

O yoga é uma disciplina recomendada a todas as idades.

BENEFÍCIOS DO YOGA

A finalidade do yoga não é a cura do corpo; no entanto, sua prática contínua traz grandes benefícios, não só em relação ao físico como também mental, psíquico e espiritual. O yoga, como fonte de saúde, favorece o bem-estar e ajuda a prevenir doenças ao assumir um papel ativo frente a elas. Também lhe são creditados grandes efeitos curativos e terapêuticos.

PRINCIPAIS BENEFÍCIOS

- **Reeduca** a postura, especialmente no caso de problemas nas costas. Melhora a flexibilidade, aumenta a vitalidade e a força.
- **Tonifica** o corpo, mantendo-o saudável.
- **Amplia** a capacidade respiratória.
- **Fornece** equilíbrio físico e mental, gerando um estado positivo que se traduz em maior segurança e autoconfiança.
- **Diminui** o estresse e acalma a mente, trazendo paz interior.

O yoga proporciona benefício global sobre o corpo, já que seus efeitos afetam todos os órgãos e sistemas (muscular, esquelético, nervoso, endócrino, cardiovascular, respiratório e digestório, principalmente). Além disso, pela prática contínua, desenvolvemos estilo de vida e hábitos saudáveis (postura corporal, padrões respiratórios, gerenciamento do estresse mental, etc.) que afetam não apenas a nossa saúde física como também nossa maneira de ver o mundo e experimentar um encontro consigo mesmo.

PRECAUÇÕES PARA A PRÁTICA

O yoga é uma prática universal adequada a todos os estágios da vida, desde a juventude até a velhice. Também é frequentemente usado para **fins terapêuticos**, pois ajuda a se recuperar de processos difíceis de doenças, a tratar algumas enfermidades ou lesões, ou a combater a rigidez em pessoas com algum tipo de limitação de movimento. Mas, mesmo sendo uma prática adaptável a cada indivíduo, é necessário tomar precauções. Aqueles que têm problemas de saúde devem ter extremo cuidado ao realizar asanas e considerar suas contraindicações. Se houver alguma doença preexistente, antes de fazer os exercícios você deve consultar seu médico. Quanto à meditação, deve ser evitada por pessoas que passam por um processo de doença psicológica.

O quadro a seguir mostra as precauções básicas que devem ser levadas em consideração antes de iniciar uma prática do yoga.

PRECAUÇÕES BÁSICAS

- Durante a recuperação de uma doença, pratique posturas suaves e básicas, que não sejam contraindicadas. Inicie de forma gradual.
- Se você tem lesões ou inflamação nas articulações, problemas na coluna, hérnias de disco, lesões agudas, problemas circulatórios ou cardíacos, a prática deve ser supervisionada por um profissional de saúde.
- O yoga durante a gestação pode ser muito benéfico, sempre realizando exercícios adaptados a cada etapa da gravidez.
- Durante a menstruação, a mulher deve prestar atenção às mensagens do corpo. As posturas invertidas não são adequadas.
- Nos idosos com falta de equilíbrio ou propensos a sofrer fraturas por causa de quedas, é necessário prestar atenção às posturas que trabalham o equilíbrio.
- No caso de doença, consultar sempre um profissional de saúde.

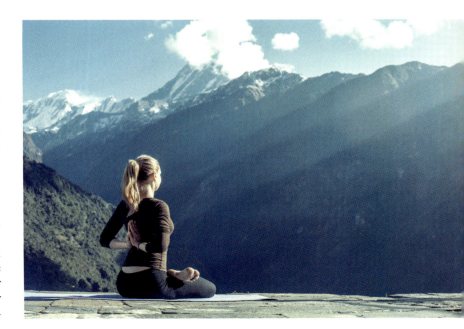

Praticar yoga ao ar livre proporciona grandes benefícios: em contato com a natureza, entramos mais rapidamente em estados meditativos, absorvemos *prana*.

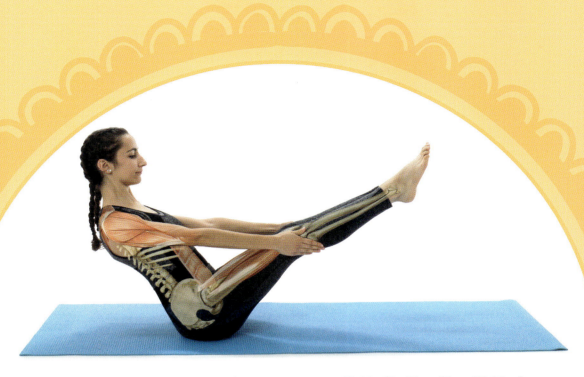

ANATOMIA E FISIOLOGIA

A anatomia estuda o corpo humano, sua estrutura, suas diferentes partes e sua inter-relação. Como o yoga é uma técnica que trabalha em um nível físico, é necessário ter conhecimento básico da fisiologia, isto é, dos sistemas orgânicos, do movimento e do funcionamento geral do corpo. Neste capítulo, são expostos os conceitos gerais sobre o sistema esquelético, o sistema muscular, o sistema nervoso e o sistema endócrino. A prática contínua do yoga beneficia, de uma forma ou de outra, todos esses sistemas.

Os sistemas do corpo

No corpo humano, encontramos diferentes níveis de organização estrutural. O nível mais complexo agrupa os sistemas do corpo, e todos juntos formam o organismo ou o ser vivo. Cada sistema é constituído de diferentes órgãos, que por sua vez são formados por uma combinação de tecidos. Esses tecidos são um grupo de células, que é a menor parte do nosso corpo vivo.

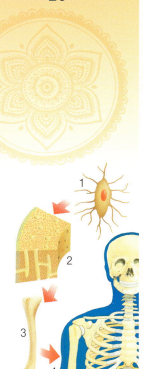

Quatro dos níveis de organização estrutural:
1. nível celular,
2. nível tissular,
3. nível orgânico,
4. nível do sistema orgânico.

ANATOMIA E NÍVEIS DE ORGANIZAÇÃO

A anatomia humana estuda as estruturas e partes do corpo humano, bem como as relações entre elas. A anatomia geral pode ser subdividida em duas disciplinas, dependendo do seu campo de estudo: anatomia macroscópica e anatomia microscópica.

A anatomia macroscópica estuda um nível de estrutura corporal grande, por exemplo, ossos e órgãos.

A anatomia microscópica estuda estruturas corporais muito pequenas, como células, fibras e tecidos.

No corpo humano, de acordo com estudos anatômicos, encontramos seis níveis relevantes de organização estrutural interna: átomos, células, tecidos, órgãos, sistemas e, finalmente, o organismo humano.

ÁTOMOS E CÉLULAS

O primeiro nível de organização estrutural é químico; os átomos se combinam para formar moléculas (proteínas, carboidratos, lipídios). As células aparecem a partir da associação dessas moléculas. O corpo humano é composto de bilhões de células. Elas representam as menores unidades que formam os seres vivos e têm, por si só, capacidade de se relacionar com o meio, metabolizar e reproduzir. As funções vitais do ser humano dependem do estado de suas células, portanto, um corpo saudável é formado por células saudáveis.

OS TECIDOS

Os grupos de células semelhantes com função em comum formam um tecido. O corpo humano possui quatro tecidos principais: epiteliais, musculares, nervosos e conjuntivos.

OS SISTEMAS ORGÂNICOS MAIS BENEFICIADOS PELO YOGA

Sistema esquelético.
Composto de ossos, cartilagens, ligamentos e articulações. Eles são o suporte do corpo e dos órgãos passivos de movimento. Também protegem as partes delicadas (por exemplo, o cérebro). Além disso, nos ossos as células do sangue são formadas e os minerais armazenados. A prática do yoga beneficiará as articulações e tonificará a coluna vertebral.

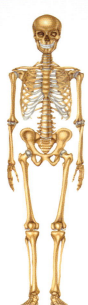

Sistema muscular.
É formado pelos músculos esqueléticos, responsáveis pelo movimento, já que, com suas contrações, movem o esqueleto. Todos os músculos estão presos aos ossos por dois pontos de ancoragem, o que possibilita o movimento. Para manter músculos saudáveis, é necessário exercitá-los regularmente, caso contrário eles atrofiam. O yoga proporciona força e elasticidade.

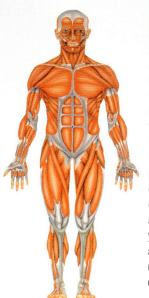

Sistema nervoso.
Composto de cérebro, medula óssea, nervos e receptores sensoriais. Controla o desempenho do corpo, ou seja, responde ativando os músculos ou as glândulas frente a mudanças internas e externas. O sistema nervoso protege os tecidos do corpo, advertindo pela dor quando ocorre alongamento excessivo. O yoga, em geral, melhora a função do sistema nervoso e da função cerebral.

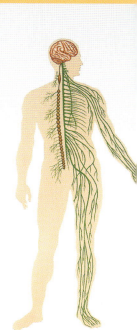

Os sistemas do corpo

Tecido epitelial. Abrange a maioria dos órgãos internos, forma todas as glândulas e produz algumas estruturas concretas (cabelo, unhas, mucosa gástrica, córnea do olho...).

Tecido muscular. Formado por fibras musculares que têm capacidade de contrair. Sua função é de movimento e suporte.

Tecido nervoso. Responsável pela transmissão de informações para todo o corpo por impulsos nervosos. É composto de células de suporte e células irritáveis, que são os neurônios.

Tecido conjuntivo. Envolve os demais tecidos, sustentando-os, dando-lhes forma e contendo sua atividade. Em um alongamento, o tecido conjuntivo é o que estabelece os limites máximos (exemplos: gorduras, ligamentos, tendões, ossos e cartilagens).

ÓRGÃOS

A associação de tecidos gera os órgãos; cada um desempenha um papel específico no corpo (olhos, coração, fígado, intestino, etc.). Por sua vez, os órgãos podem se coordenar para funcionar juntos e executar funções complexas, formando sistemas ou aparelhos orgânicos.

SISTEMAS ORGÂNICOS

Nosso corpo é composto de onze sistemas orgânicos: sistema tegumentar, sistema esquelético, sistema muscular, sistema nervoso, sistema endócrino, sistema cardiovascular, sistema linfático, sistema respiratório, sistema digestório, sistema urinário e sistema reprodutivo.

A prática do yoga influencia, de uma forma ou de outra, todos eles, mas, acima de tudo, são grandemente beneficiados os sistemas esquelético, muscular, nervoso, endócrino, respiratório e cardiovascular.

ORGANISMO HUMANO

O conjunto dos onze sistemas orgânicos forma este último nível de organização estrutural: o organismo humano. A equilibrada colaboração e inter-relação entre todos os sistemas contribui para o funcionamento correto do nosso corpo.

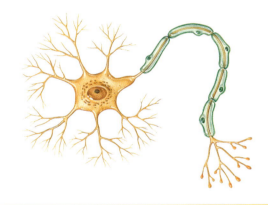

Neurônio: célula do sistema nervoso com capacidade de receber e transmitir, de uma parte do corpo a outra, os impulsos nervosos.

Sistema endócrino. Constituído das seguintes glândulas endócrinas: hipófise, tireoide e paratireoide, glândula adrenal, timo, pâncreas, glândula pineal, ovários e testículos. Essas glândulas produzem hormônios que regulam e controlam as atividades corporais. O yoga diminui os níveis do hormônio cortisol (que é liberado em resposta ao estresse).

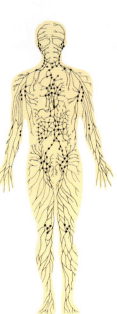

Sistema cardiovascular. Seus principais órgãos são o coração e os vasos sanguíneos. O coração é responsável por bombear o sangue, transportando-o pelos vasos sanguíneos para todos os tecidos do corpo. O yoga melhora o retorno venoso, aumenta o fluxo sanguíneo para as partes periféricas do corpo (mãos e pés) e melhora a capacidade aeróbica.

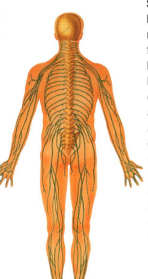

Sistema respiratório. Formado pelas fossas nasais, laringe, faringe, traqueia, brônquios e pulmões. Nos pulmões, encontram-se os alvéolos, onde ocorre a troca de gases com o sangue. A prática do yoga melhora a função pulmonar e ajuda a respirar de modo mais consciente, devagar e profundo.

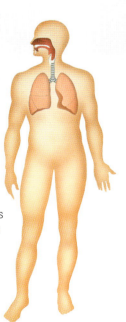

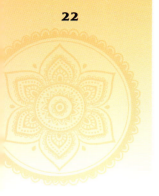

Anatomia e fisiologia

SISTEMA ESQUELÉTICO

O sistema esquelético

É um conjunto organizado de peças ósseas com a função de proteger e apoiar os órgãos do corpo. Permite, com o sistema muscular, o movimento. Dentro dos ossos, as células do sangue são formadas e os minerais são armazenados. Este sistema é composto de ossos, articulações, cartilagens e ligamentos.

Existem três tipos principais de células ósseas: os osteoblastos (células formadoras de osso), os osteoclastos (que destroem o osso e liberam íons de cálcio no sangue) e os osteócitos (células ósseas maduras, que se encontram dentro da matriz).

OS OSSOS

Formam a estrutura interna do corpo. Com os músculos esqueléticos, permitem o movimento do corpo e o caminhar. Além de suportar o peso do corpo, protegem os órgãos e os tecidos moles de qualquer golpe que venha de fora: o crânio preserva o cérebro, as vértebras da coluna vertebral envolvem a medula óssea e a caixa torácica protege os pulmões e o coração.

Nos ossos são armazenados minerais essenciais para a vida, como cálcio e fósforo; também, dentro de alguns ossos, as células do sangue são formadas.

O corpo humano é composto de 206 ossos, que se classificam em quatro grandes grupos de acordo com sua forma e tamanho:
• ossos longos (como o fêmur, o úmero, etc.),
• ossos curtos (a patela),
• ossos planos/laminares (aqueles do crânio, esterno e costelas),
• ossos irregulares (vértebras).

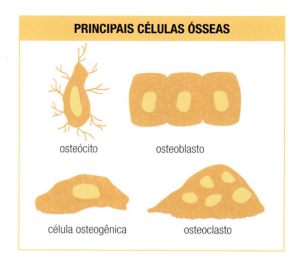

PRINCIPAIS CÉLULAS ÓSSEAS

osteócito — osteoblasto — célula osteogênica — osteoclasto

A estrutura de um osso longo tem duas epífises, ou extremidades, que é onde o osso termina. São cobertas por cartilagens articulares e são as áreas que conectam os ossos com outros. A diáfise é a zona cilíndrica, composta de tecido ósseo compacto, que é coberto por uma membrana, o periósteo. Nas suas cavidades internas, o osso abriga um tecido esponjoso e adiposo, que é a medula óssea amarela.

ESTRUTURA DE UM OSSO LONGO

canal osteogênico — osteócito — osteoblasto — osteoclasto — célula osteogênica — óstio — medula óssea amarela — osso compacto — periósteo — cartilagem

AS ARTICULAÇÕES

São as partes do corpo onde dois ou mais ossos se encontram. Sua função é unir os ossos e proporcionar mobilidade ao corpo. São classificadas de acordo com seu grau de movimento e sua estrutura.

De acordo com a quantidade de movimento que as articulações permitem, são classificadas em:
• sinartrose: são as articulações rígidas, como as do crânio.
• anfiartrose: permitem leves movimentos, como o corpo das vértebras.
• diartrose: articulações totalmente móveis: patelas, úmero com escápula...

Outra classificação é estrutural, uma vez que depende do tecido e da maneira como as regiões ósseas estão conectadas entre si:
• por um tecido fibroso (articulações fibrosas),
• por uma cartilagem (articulações cartilaginosas),
• por uma cavidade articular (articulações sinoviais).

Essas articulações correspondem às diartroses, são as mais numerosas no esqueleto e permitem realizar vários movimentos. Nelas, os ossos não se juntam diretamente, mas são separados por uma cavidade articular ou sinovial (que contém líquido sinovial).

O sistema esquelético

TIPOS DE ARTICULAÇÕES SINOVIAIS

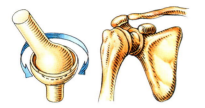

articulação esferoidal (enartrose)

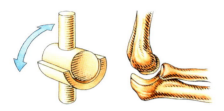

articulação em dobradiça (gínglimo)

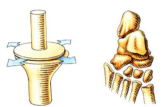

articulação plana

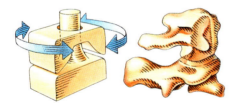

articulação trocoide (em pivô)

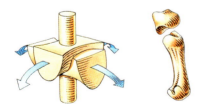

articulação em sela

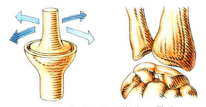

articulação elipsoide (condilar)

ARTICULAÇÃO SINOVIAL

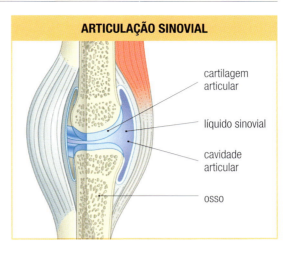

cartilagem articular

líquido sinovial

cavidade articular

osso

AS CARTILAGENS

Existem três tipos de cartilagem: hialina, fibrosa e elástica. A cartilagem hialina é a mais abundante no corpo, cobre o final de muitos ossos e une as costelas ao esterno. A cartilagem fibrosa é encontrada nos discos intervertebrais. A cartilagem elástica é, por exemplo, aquela que compõe as orelhas.

OS LIGAMENTOS

São estruturas de tecido fibroso que unem dois ossos adjacentes entre si, geralmente encontrados entre os ossos e as cartilagens. Os ligamentos têm sensibilidade proprioceptivas, ou seja, percebem (graças aos seus receptores nervosos sensíveis) a posição do movimento e sua velocidade, o que lhes permite realizar um movimento anatomicamente natural e, ao mesmo tempo, restringir qualquer movimento anormal para evitar lesões.

As **lesões** mais comuns nos ligamentos são entorses. São causadas por excesso de movimento na articulação. Nem todos os ligamentos ligam dois ossos, alguns conectam órgãos internos.

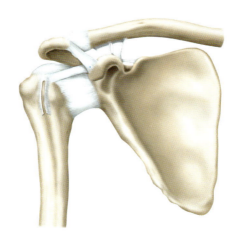

Os ligamentos do ombro.

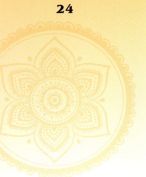

Anatomia e fisiologia

SISTEMA ESQUELÉTICO

Os ossos do corpo humano

Para facilitar seu estudo, dividimos o esqueleto humano em duas partes bem diferenciadas: esqueleto axial e esqueleto apendicular.

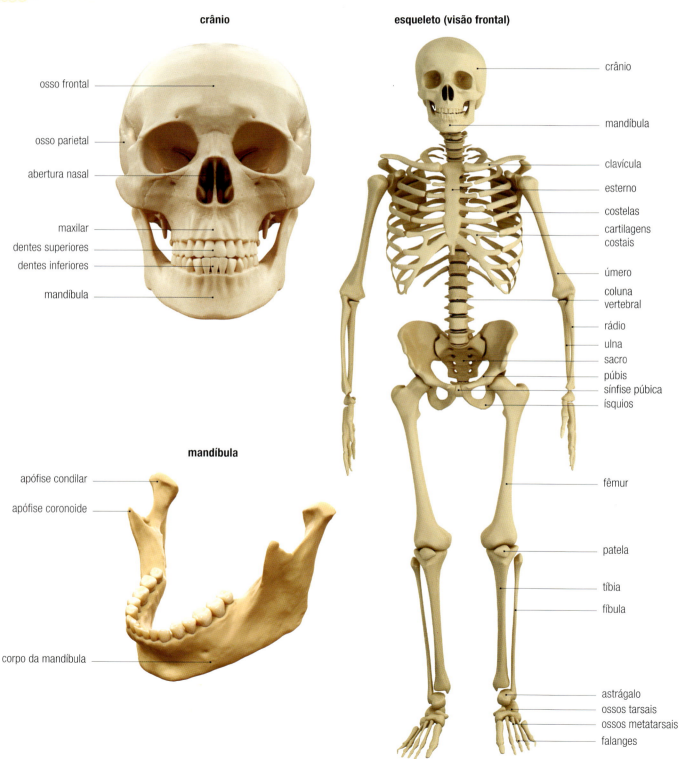

crânio
- osso frontal
- osso parietal
- abertura nasal
- maxilar
- dentes superiores
- dentes inferiores
- mandíbula

mandíbula
- apófise condilar
- apófise coronoide
- corpo da mandíbula

esqueleto (visão frontal)
- crânio
- mandíbula
- clavícula
- esterno
- costelas
- cartilagens costais
- úmero
- coluna vertebral
- rádio
- ulna
- sacro
- púbis
- sínfise púbica
- ísquios
- fêmur
- patela
- tíbia
- fíbula
- astrágalo
- ossos tarsais
- ossos metatarsais
- falanges

Os ossos do corpo humano 25

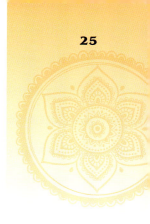

ESQUELETO AXIAL
Forma o eixo longitudinal do corpo humano, abrangendo os ossos próximos ou no eixo central. Nele se articula o esqueleto apendicular. Consiste em três partes: crânio, caixa torácica e coluna vertebral.

ESQUELETO APENDICULAR
Formado pelos ossos dos membros inferiores e superiores e pelos ossos da cintura pélvica.

esqueleto (visão dorsal)

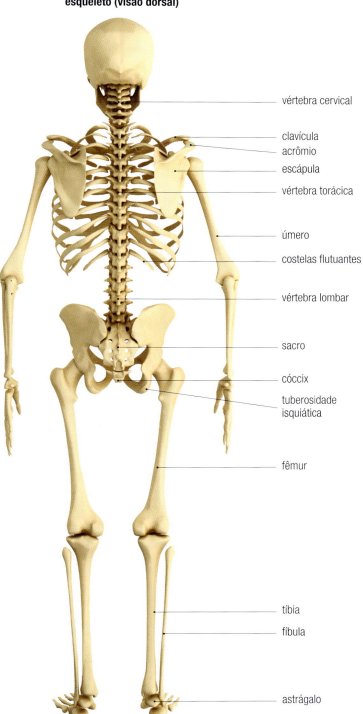

- vértebra cervical
- clavícula
- acrômio
- escápula
- vértebra torácica
- úmero
- costelas flutuantes
- vértebra lombar
- sacro
- cóccix
- tuberosidade isquiática
- fêmur
- tíbia
- fíbula
- astrágalo
- calcâneo

esqueleto (visão lateral)

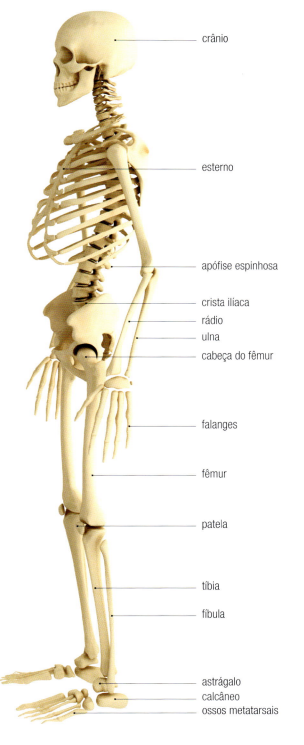

- crânio
- esterno
- apófise espinhosa
- crista ilíaca
- rádio
- ulna
- cabeça do fêmur
- falanges
- fêmur
- patela
- tíbia
- fíbula
- astrágalo
- calcâneo
- ossos metatarsais

Anatomia e fisiologia

SISTEMA ESQUELÉTICO

A coluna vertebral

A coluna vertebral, ou espinha dorsal, está localizada na parte posterior, média e inferior do esqueleto axial, indo do crânio até a pelve. É formada por 26 ossos irregulares, ou vértebras, conectados entre si por meio de ligamentos, de modo que, como um todo, tem uma estrutura curva, articulada, flexível e resistente.

Vista dorsal e vista lateral esquerda da coluna vertebral.

AS VÉRTEBRAS

Antes de nascer, os seres humanos têm 33 vértebras, das quais nove se fundem para formar o sacro e o cóccix, o que significa que a coluna vertebral do adulto possui 26 vértebras. São classificadas, de acordo com suas características comuns, em cinco regiões.

Curvatura cervical. Formada por sete vértebras (C1-C7) responsáveis por permitir que a cabeça gire. A primeira vértebra cervical, o atlas (C1), nos permite acenar com a cabeça, e sua articulação com o eixo (C2) possibilita girar em sinal de negação. As vértebras cervicais são as menores e mais leves.

Curvatura torácica. Composta de 12 vértebras (T1-T12) sobre as quais se articulam as costelas. São maiores que as vértebras cervicais.

Curvatura lombar. Constituída de cinco vértebras de maior tamanho (L1-L5). Possuem o corpo grande e são as mais fortes, já que se encarregam de sustentar o peso do corpo.

Curvatura sacra. É composta de cinco vértebras fusionadas entre si formando o osso sacro. Sua parte superior se articula com a L5. As asas se articulam com os ossos do quadril (articulações sacroilíacas).

Cóccix. Osso formado pela união de quatro vértebras, denominado também "osso da cauda".

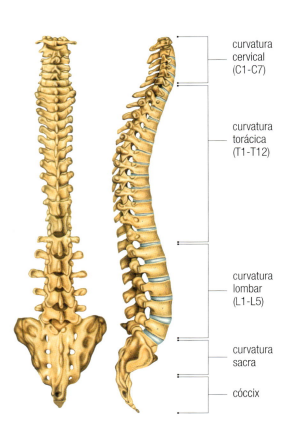

curvatura cervical (C1-C7)

curvatura torácica (T1-T12)

curvatura lombar (L1-L5)

curvatura sacra

cóccix

OS DISCOS INTERVERTEBRAIS

Entre as vértebras encontramos os discos intervertebrais ou espinhais. Eles são formados por almofadas de fibrocartilagem resistentes a compressão, que absorvem o impacto e, ao mesmo tempo, dão flexibilidade à coluna vertebral.

Sua espessura depende da área da coluna em que se encontra. Do mais espesso ao mais fino: na região lombar (9 milímetros), torácica (5 milímetros) e cervical (3 milímetros). A relação entre a espessura do disco e a altura do corpo vertebral (disco/corpo) determina a mobilidade específica em cada parte da coluna.

Com o passar do tempo, os discos intervertebrais perdem hidratação e tornam-se menos esponjosos e comprimíveis. Com a idade, a

Visão superior de uma vértebra lombar.

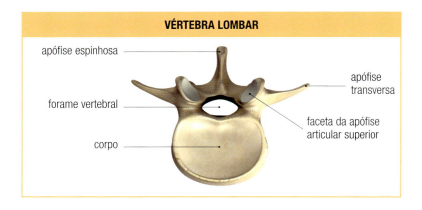

VÉRTEBRA LOMBAR

apófise espinhosa

forame vertebral

corpo

apófise transversa

faceta da apófise articular superior

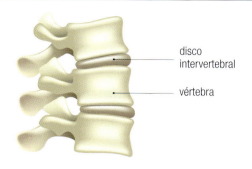

disco intervertebral
vértebra

As vértebras estão separadas entre si pelos discos intervertebrais. Os discos localizados entre as vértebras lombares são os mais espessos, fornecem flexibilidade e, por sua vez, amortecem o peso e a compressão.

secagem dos discos e o enfraquecimento dos ligamentos podem produzir hérnias.

MOVIMENTOS GLOBAIS DA COLUNA VERTEBRAL

A mobilidade na coluna vertebral permite quatro movimentos: flexão para a frente, flexão para trás ou extensão, inclinação lateral e rotação. A amplitude desses movimentos varia de acordo com a região da coluna vertebral e depende de diferentes fatores: a forma das vértebras, a relação entre a espessura do disco e a altura do corpo vertebral e a presença das costelas.

Chamamos **dobradiça** o encontro entre duas vértebras onde ocorre uma mudança de mobilidade; nesse ponto, deve-se prestar atenção ao movimento e, às vezes, "parar" a fim de evitar lesões.

Flexão (para a frente)
Esse movimento ocorre, assim como a extensão, no plano sagital. A região cervical apresenta um disco espesso, que gera hipermobilidade em flexão. A mudança de mobilidade na separação cervical-torácica (C7-T1) deve ser levada em consideração. A região torácica tem flexão limitada pelas costelas e também possui um disco intervertebral ligeiramente espesso. Na região lombar também há boa mobilidade.

Extensão ou flexão para trás
É o deslocamento do corpo para trás no plano sagital. Na extensão, a região cervical apresenta uma hipermobilidade entre as vértebras C2 e C6 em razão das apófises curtas. A coluna torácica apresenta mobilidade limitada por conta do disco fino, das apófises espinhosas longas e da caixa torácica. A coluna lombar tem boa mobilidade graças ao disco intervertebral espesso e às apófises espinhosas curtas. Nessas posturas, deve-se observar a articulação sacrolombar e a T12-L1.

Inclinação lateral
É o movimento da coluna no plano frontal. Na área cervical, a mobilidade é limitada pelas amplas apófises transversais e pela forma retangular dos corpos vertebrais. Na parte superior da região torácica, as costelas limitam a mobilidade, permitindo maior amplitude de movimento na parte inferior da coluna torácica. A coluna lombar, em virtude da espessura do disco em relação à altura do corpo vertebral, possui bastante mobilidade. Deve-se prestar atenção à articulação toracolombar (T12-L1).

Rotação
Movimento que ocorre no plano transversal. Existe uma boa mobilidade em toda a coluna cervical; entre o atlas e o áxis surge uma hipermobilidade na articulação C1-C2. A coluna torácica tem boa mobilidade em rotação, uma vez que as apófises articulares a facilitam. A orientação dessas apófises e suas superfícies articulares representam um limite ósseo que impede a torção da coluna lombar. Deve-se prestar atenção à articulação de rotação T11-T12.

MOVIMENTOS DA COLUNA VERTEBRAL

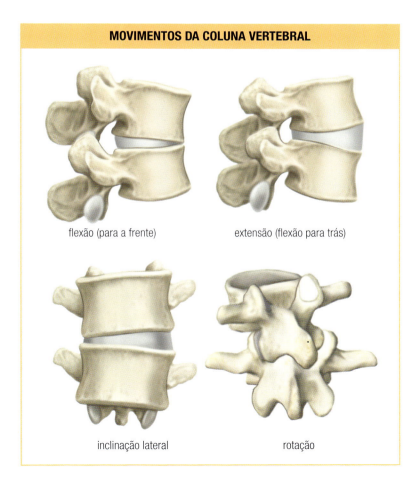

flexão (para a frente)   extensão (flexão para trás)

inclinação lateral   rotação

Anatomia e fisiologia

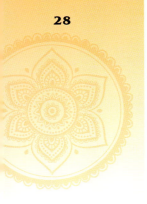

SISTEMA MUSCULAR

O sistema muscular

Permite todos os movimentos do corpo e proporciona calor. É composto de músculos cuja única função, ao contrário de outros tecidos, é contrair, ou encurtar, movendo os ossos e os órgãos internos.

Segundo sua estrutura celular, sua localização e a forma como se estimulam, diferenciamos três tipos de músculos: os músculos esqueléticos, o músculo cardíaco e os músculos lisos.

MÚSCULOS ESQUELÉTICOS

São o que constituem o sistema muscular. Eles são inseridos nos ossos e responsáveis por mover o esqueleto. As células que os formam são longas e estriadas. Eles também são chamados músculos estriados e músculos voluntários, já que podemos controlá-los conscientemente. Além de produzir movimento, mantêm a postura corporal e geram calor.

A força do músculo se deve ao fato das fibras musculares serem unidas e envoltas pelo tecido conjuntivo, primeiro fibra por fibra, então se agrupam para formar feixes, chamados fascículos. Muitos feixes são envoltos pelo epimísio, que serve para sustentar todo o músculo e que está ligado aos tendões, que, por sua vez, ancoram os músculos aos ossos.

O movimento é produzido pelas contrações musculares. A contração pode significar uma alteração no comprimento do músculo (contração isotônica) ou pode produzir uma tensão que obriga o músculo a permanecer no mesmo comprimento (contração isométrica).

As contrações isotônicas podem ser concêntricas (o músculo encurta e o movimento ocorre) ou excêntricos (o músculo aumenta e o movimento para).

Responsáveis pelo movimento
Os músculos têm a capacidade de criar muitos e diferentes movimentos, combinando ações de vários músculos ao mesmo tempo. O **músculo principal**, agonista, é o maior responsável pelo movimento, enquanto os **músculos antagonistas** se opõem ou mantêm a tensão para limitá-lo. Quando o músculo principal está contraído, seu antagonista está relaxado ou estendido. Por sua vez, os **músculos sinergistas** ajudam o músculo agonista em sua ação, apoiando o mesmo movimento ou evitando movimentos indesejados. No grupo de músculos sinergistas, encontramos os **músculos estabilizadores**, que mantêm um osso fixo ou estabilizam a origem do músculo principal.

A postura do corpo é mantida graças aos músculos esqueléticos. Ficam ajustando continuamente sua posição para que possamos permanecer na posição vertical e estabilizam as articulações. Também geram calor corporal, que é o resultado da própria atividade muscular que, ao se contrair, libera energia sob a forma de calor.

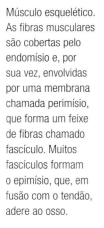

Músculo esquelético. As fibras musculares são cobertas pelo endomísio e, por sua vez, envolvidas por uma membrana chamada perimísio, que forma um feixe de fibras chamado fascículo. Muitos fascículos formam o epimísio, que, em fusão com o tendão, adere ao osso.

ESTRUTURA DO MÚSCULO ESQUELÉTICO

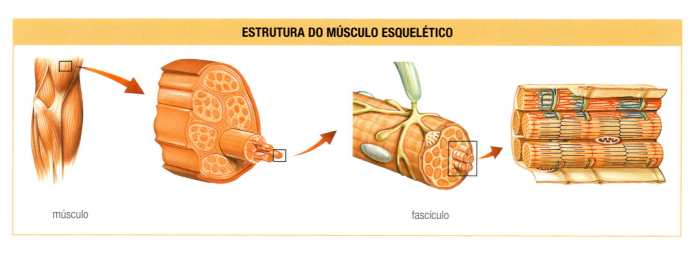

músculo   fascículo

O sistema muscular

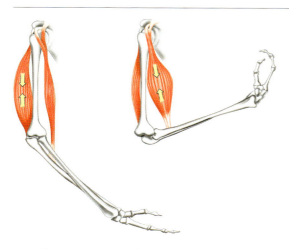

O MÚSCULO CARDÍACO

Está localizado nas paredes do coração, é o miocárdio. É o responsável por bombear o sangue, pelos vasos sanguíneos, por todo o corpo, graças à sua contração. O tecido do coração também é estriado, mas involuntário, o que significa que é controlado pelo sistema nervoso autônomo.

O trabalho do músculo cardíaco é constante e permanente, podendo realizar contrações fortes e contínuas sem se cansar. Ao contrário dos músculos esqueléticos, o músculo cardíaco nunca pode descansar.

Circulação sanguínea

Quando o coração se contrai, suas câmaras internas (ventrículos) diminuem de tamanho e bombeiam o sangue para as artérias. O sangue é impulsionado pelas artérias pulmonares do ventrículo direito para os pulmões; lá, o sangue pobre em oxigênio realiza a troca e se enriquece novamente. O sangue rico em oxigênio retorna ao coração pelas veias pulmonares até o átrio esquerdo (átrio), passando para o ventrículo esquerdo. A partir daí, o sangue sai pela aorta para ser distribuído por todo o corpo, um sangue rico em oxigênio que alimenta as células (há uma troca de O_2 por CO_2 nos capilares). Então, o sangue pobre em oxigênio atinge o coração pela veia cava, que entra no átrio direito (aurícula). Passa para o ventrículo direito e é novamente bombeado para os pulmões.

OS MÚSCULOS LISOS

Estão localizados nas paredes dos órgãos ocos (sistema digestório, vasos sanguíneos, bexiga urinária, etc.). Ao contrário dos músculos anteriores, os músculos lisos não têm estrias e também são involuntários, ou seja, não podem ser controlados de forma consciente. Suas contrações são lentas, regulares e podem durar muito tempo. Um exemplo de sua função seria mover o alimento pelo sistema digestório.

Em qualquer contração, para que haja movimento, deve haver pelo menos dois pontos de ancoragem: a origem (adesão ao osso menos móvel) e a inserção (adesão ao osso móvel). Quando o músculo principal se contrai, o movimento ocorre ao mover a inserção em direção à origem.

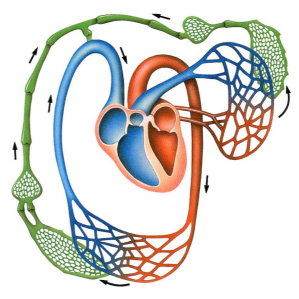

Esquema da circulação sanguínea.

QUADRO COMPARATIVO DOS MÚSCULOS ESQUELÉTICOS, CARDÍACO E LISOS

Característica	Músculos esqueléticos	Músculo cardíaco	Músculos lisos
Localização	Aderidos aos ossos, principalmente.	Nas paredes do coração (miocárdio).	Paredes de órgãos viscerais ocos.
Contração	Voluntária. Regulada pelo sistema nervoso.	Involuntária. Regulada pelo sistema nervoso e alguns hormônios.	Involuntária. Regulada pelo sistema nervoso e alguns hormônios.
Tipo e velocidade de contração	Contração variável, de lenta a rápida.	Contração rítmica e lenta.	Às vezes, contração rítmica, muito lenta.

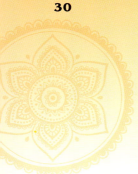

Anatomia e fisiologia

SISTEMA MUSCULAR

Os músculos do corpo

O sistema muscular permite que nosso esqueleto se mova e mantenha sua estabilidade. Em seguida, detalhamos os músculos mais relevantes na prática do yoga.

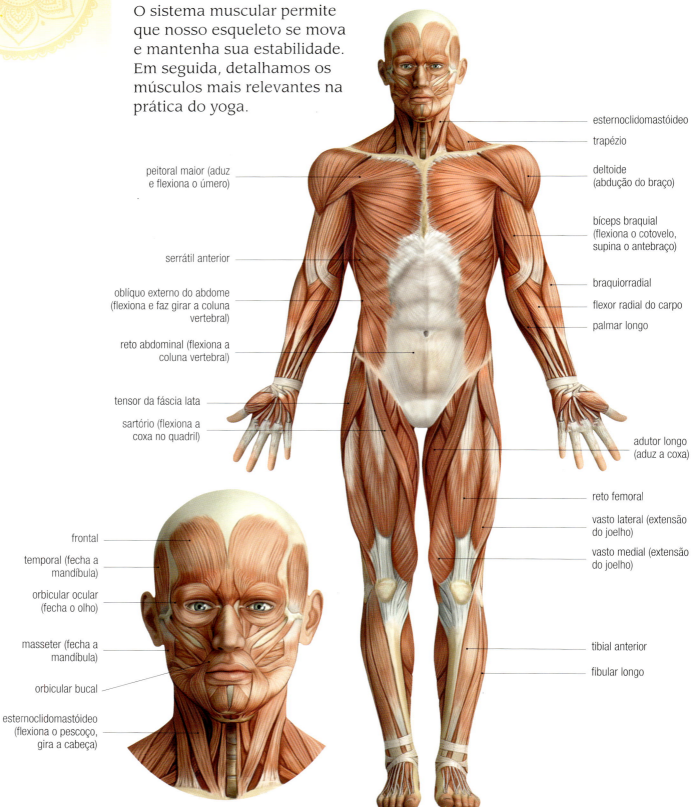

- esternoclidomastóideo
- trapézio
- deltoide (abdução do braço)
- peitoral maior (aduz e flexiona o úmero)
- bíceps braquial (flexiona o cotovelo, supina o antebraço)
- braquiorradial
- serrátil anterior
- flexor radial do carpo
- palmar longo
- oblíquo externo do abdome (flexiona e faz girar a coluna vertebral)
- reto abdominal (flexiona a coluna vertebral)
- tensor da fáscia lata
- adutor longo (aduz a coxa)
- sartório (flexiona a coxa no quadril)
- reto femoral
- vasto lateral (extensão do joelho)
- vasto medial (extensão do joelho)
- frontal
- temporal (fecha a mandíbula)
- orbicular ocular (fecha o olho)
- masseter (fecha a mandíbula)
- tibial anterior
- fibular longo
- orbicular bucal
- esternoclidomastóideo (flexiona o pescoço, gira a cabeça)

Os músculos do corpo

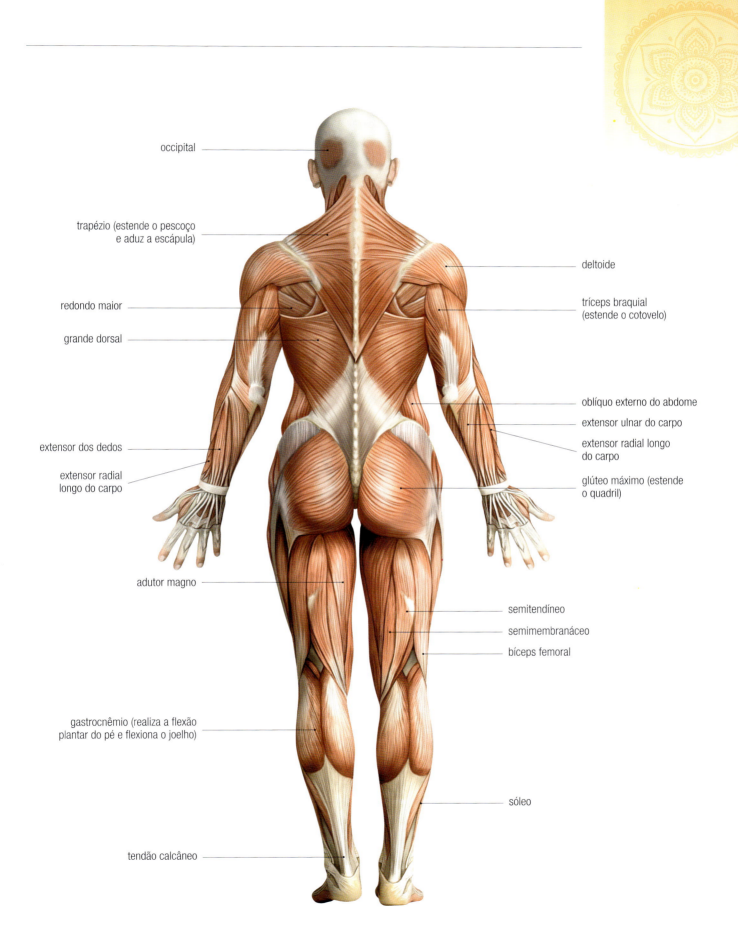

Anatomia e fisiologia

SISTEMA MUSCULAR

Planos, seções e movimentos corporais

Os diversos movimentos do corpo ocorrem em três seções ou planos diferentes: o plano frontal, o sagital e o transversal. Cada um desses planos corresponde a um grupo específico de movimentos, como veremos nas imagens.

PLANOS DE MOVIMENTO

O corpo humano é tridimensional, de modo que faz referência a três planos ou cortes que formam um ângulo reto entre si e que dividem o corpo em duas metades.

Plano frontal. Secção longitudinal que divide o corpo na metade anterior, ou parte ventral, e metade posterior, ou parte dorsal. Também chamado seção coronal. Neste plano, são realizados os movimentos visíveis de frente (abdução, adução, inclinação lateral, inversão e eversão).

Plano sagital. Corte longitudinal que divide o corpo nas partes direita e esquerda. Também chamado plano médio ou sagital central. Neste plano, são realizados movimentos visíveis de perfil (flexão, extensão, antepulsão, retropulsão, flexão dorsal e flexão plantar).

Plano transversal. Corte em um plano horizontal que divide o corpo nas partes superior e inferior. Neste plano, são feitos movimentos que vemos de cima ou de baixo (rotação externa, rotação interna, pronação e supinação).

MOVIMENTOS CORPORAIS

Os movimentos corporais mais importantes, do ponto de vista do yoga, são os seguintes.

Flexão. Movimento que geralmente ocorre no plano sagital. A flexão reduz o ângulo de uma articulação, por exemplo, ao flexionar o joelho ou o cotovelo, aproximando os dois ossos. No yoga, a flexão significa, em geral, dobrar o quadril para a frente.

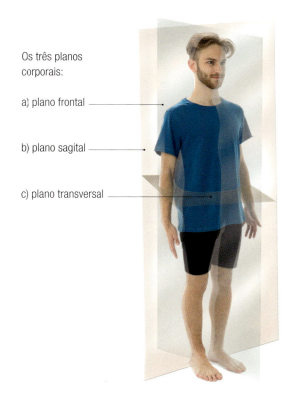

Os três planos corporais:

a) plano frontal

b) plano sagital

c) plano transversal

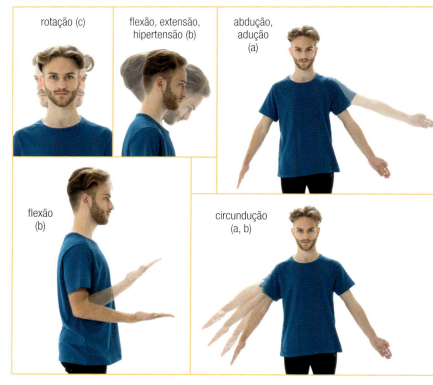

rotação (c)

flexão, extensão, hipertensão (b)

abdução, adução (a)

flexão (b)

circundução (a, b)

Planos, seções e movimentos corporais

Extensão. Ocorre no plano sagital. Ao contrário da flexão, na extensão aumenta-se o ângulo da articulação ou a distância entre duas partes do corpo. Quando se excede 180°, por exemplo, ao levar a cabeça para trás, chama hiperextensão.

Rotação. É percebida no plano transversal. É o movimento de um osso em torno de seu próprio eixo longitudinal. Se a rotação ocorrer para fora, a rotação é externa; quando a rotação é para dentro, a rotação é interna. Por exemplo, quando dizemos "não" com a cabeça.

Abdução. Movimento no plano frontal em que movemos uma extremidade para longe da linha central do corpo; por exemplo, levantando os braços formando uma cruz. Também se refere ao movimento de abanar dos dedos, mãos ou pés, quando se move para fora.

Adução. Ocorre no plano frontal, inverso à abdução, ao aproximar o membro da linha medial do corpo. Por exemplo, ao abaixar os braços da posição de cruz.

Circundução. Acontece nos planos frontal e sagital. É a combinação de movimentos de flexão, extensão, abdução e adução. É um movimento típico das extremidades, embora também possamos realizá-lo no quadril. Uma extremidade da articulação é estacionária e a outra, distal, move-se em um círculo.

MOVIMENTOS ESPECIAIS

Certos movimentos só ocorrem em algumas articulações; são movimentos especiais, mas não menos importantes.

No pé e no tornozelo. Quatro movimentos ocorrem em mais de um plano: flexão dorsal, flexão plantar, inversão e eversão. A **flexão dorsal** ocorre quando o pé é levantado para cima, e a **flexão plantar**, quando abaixamos o pé com os dedos para baixo. A **inversão** é a rotação da sola do pé para dentro, e a **eversão**, para a lateral.

No antebraço. Dois movimentos referem-se à rotação produzida entre o rádio e a ulna: supinação e pronação. Na **supinação**, o antebraço gira até que a palma das mãos fique para cima, e o rádio e a ulna ficam paralelos. **Pronação** é o movimento oposto: o braço gira para dentro levando a palma voltada para baixo ou para trás; nesse caso, o rádio cruza a ulna e os ossos formam um "x".

A oposição. Movimento dos dedos da mão. Ocorre graças à articulação entre o metacarpo e o osso trapézio do carpo, que permite a oposição do polegar, podendo assim tocar as pontas dos outros dedos.

A antepulsão e retropulsão. Aplicável ao ombro. Seriam os movimentos equivalentes à flexão e à extensão, respectivamente.

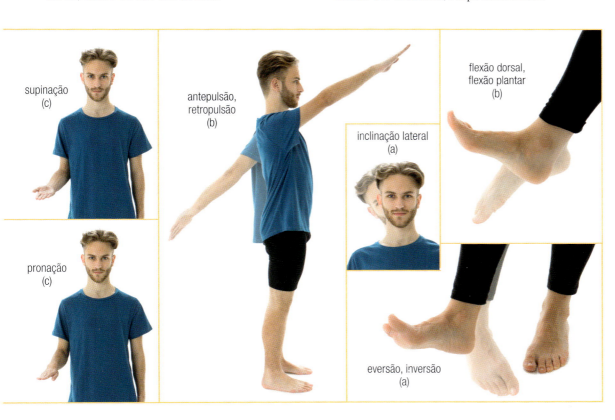

Anatomia e fisiologia

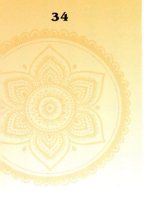

OUTROS SISTEMAS

O sistema nervoso

A coordenação e a organização das atividades vitais do nosso corpo são controladas pelo sistema nervoso. Trata-se de uma rede celular complexa que, por impulsos elétricos, se comunica quase imediatamente com todas as células do organismo.

O sistema nervoso se classifica em dois tipos: sistema nervoso central (SNC), composto de cérebro e medula óssea, e sistema nervoso periférico (SNP), composto de nervos e gânglios.

FUNÇÕES PRINCIPAIS
O sistema nervoso controla e coordena os demais órgãos graças à alta especialização de três funções primordiais.

1. Recepção da informação. Pelos receptores sensitivos, o sistema nervoso coleta dados de nosso organismo e do exterior ou do meio ambiente em mudança (estímulos). Essa informação coletada é denominada "aferência sensorial".

2. Integração. O cérebro elabora os dados obtidos, processa-os eficazmente e decide o que fazer diante de determinada situação.

3. Resposta. Emite-se uma resposta rápida e adequada mediante as "eferências motoras".

CLASSIFICAÇÃO ESTRUTURAL
Na atividade do sistema nervoso há intervenção de um conjunto de órgãos. Existem duas grandes subdivisões: o sistema nervoso central e o sistema nervoso periférico.

O sistema nervoso central (SNC)
Formado pelo cérebro e pela medula óssea. O cérebro está alojado dentro do crânio e a medula fica no interior do ducto das vértebras da coluna vertebral. A partir daqui, interpreta-se a informação que os sentidos coletaram e enviam-se as instruções ao organismo.

O sistema nervoso periférico (SNP)
É uma rede de cabos que comunicam todo o organismo com o SNC, transportando os impulsos dos receptores sensíveis para a medula óssea e para o cérebro e, deles, para as glândulas ou os músculos efetores. São os nervos espinhais e os nervos cranianos, respectivamente. Portanto, o sistema nervoso periférico apresenta uma classificação funcional com duas subdivisões.

■ **Divisão sensitiva ou aferente.** Constituída dos nervos que transportam os impulsos nervosos ao sistema central, mantendo-o informado de tudo o que acontece no interior e no exterior.

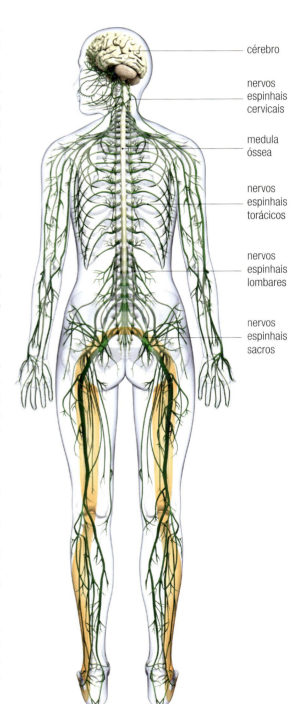

- cérebro
- nervos espinhais cervicais
- medula óssea
- nervos espinhais torácicos
- nervos espinhais lombares
- nervos espinhais sacros

■ **Divisão motora ou eferente.** Transporta os impulsos do sistema central até os músculos e glândulas. Suas subdivisões são:

Sistema nervoso somático ou voluntário. Permite-nos controlar a atividade muscular de forma consciente, assim como perceber as sensações, por exemplo, o tato, a pressão, a audição, a dor...

Sistema nervoso autônomo ou involuntário. Regula funções fisiológicas automaticamente, independentemente da nossa vontade, como movimentos intestinais e cardíacos. Este sistema autônomo é composto, por sua vez, de duas partes: **o sistema nervoso simpático** e **o sistema nervoso parassimpático**. O primeiro prepara o organismo no caso de ameaça ou emergência (lutar-fugir), aumentando a frequência cardíaca e a pressão sanguínea. O segundo controla a homeostase (digestão, eliminação) e as funções dos órgãos internos (reduz a frequência cardíaca e respiratória, aumenta a secreção do estômago, os movimentos peristálticos, etc.).

Embora o sistema nervoso autônomo pareça operar independentemente da vontade, com a prática do yoga você pode influenciá-lo, conscientemente, pela respiração.

O sistema endócrino

Este sistema colabora continuamente com o sistema nervoso no controle de atividades corporais. É composto de pequenos órgãos, as glândulas, que são separadas e distribuídas pelo corpo e cuja atividade fundamental é produzir hormônios. Os hormônios são responsáveis por estimular processos lentos, como crescimento, metabolismo, defesa do organismo e reprodução.

GLÂNDULA ADRENAL (OU SUPRARRENAL)

Distribuídos por todo o corpo existem vários órgãos endócrinos: a hipófise (anterior e posterior), a glândula pineal, a tireoide, as glândulas paratireoides, o pâncreas, as glândulas adrenais e as gônadas (masculino e feminino). Existem também outros órgãos no corpo com atividade endócrina, por exemplo, o hipotálamo. Em relação ao yoga, destaca-se a importância da glândula adrenal.

A resposta ao estresse gera uma reação de "luta-fuga" do sistema nervoso simpático que vai estimular a **glândula adrenal**. Este órgão é formado por duas glândulas piramidais localizadas na parte superior dos rins. As glândulas têm partes glandulares, córtex adrenal, e partes de tecido nervoso, a medula adrenal. O **córtex adrenal** gera dois hormônios que responderão ao estresse a longo prazo, por exemplo, aumentando o açúcar no sangue, guardando o sódio e a água nos rins, aumentando a pressão arterial e suprimindo o sistema imunológico. A medula adrenal é estimulada ao receber uma ameaça de fora, bombeando hormônios catecolaminas (adrenalina, noradrenalina) no sangue. Isso produz uma resposta a curto prazo: pulso mais rápido, aumento da pressão arterial, dilatação dos bronquíolos, liberação de glicose no sangue pelo fígado e aumento da taxa metabólica.

O yoga ajuda o corpo a gerenciar situações de estresse, que, como já vimos, geram uma resposta hormonal complexa. Estresse por longo tempo pode danificar seriamente o organismo, torná-lo propenso a contrair todos os tipos de doenças e enfraquecer seu sistema imunológico.

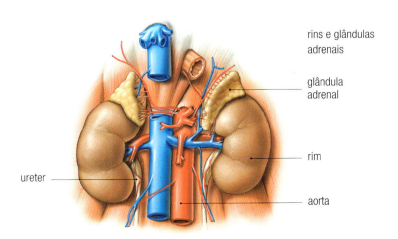

rins e glândulas adrenais

glândula adrenal

rim

ureter

aorta

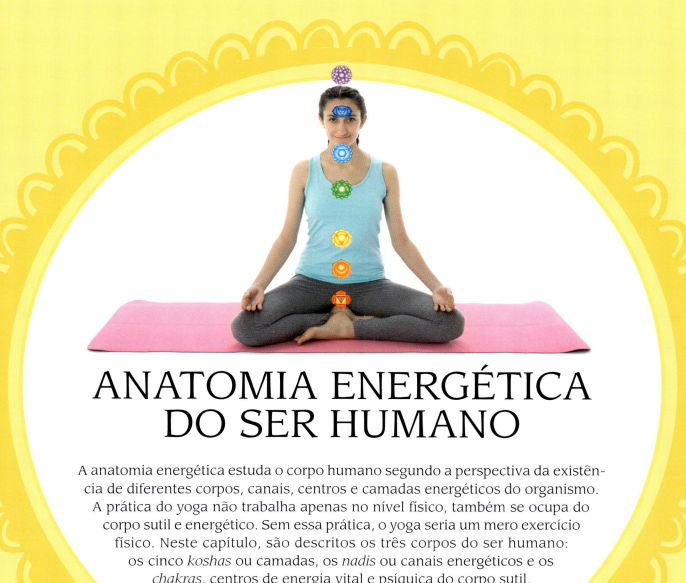

ANATOMIA ENERGÉTICA DO SER HUMANO

A anatomia energética estuda o corpo humano segundo a perspectiva da existência de diferentes corpos, canais, centros e camadas energéticos do organismo. A prática do yoga não trabalha apenas no nível físico, também se ocupa do corpo sutil e energético. Sem essa prática, o yoga seria um mero exercício físico. Neste capítulo, são descritos os três corpos do ser humano: os cinco *koshas* ou camadas, os *nadis* ou canais energéticos e os *chakras*, centros de energia vital e psíquica do corpo sutil.

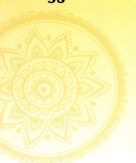

Anatomia energética do ser humano

SHARIRAS

Os três corpos do ser humano

Da perspectiva do yoga, o ser humano é algo além de um corpo físico composto de diferentes sistemas orgânicos; também é formado por outros corpos mais sutis, invisíveis ao olho humano. Na prática do yoga, distintos corpos são trabalhados; um trabalho integral sem o qual essa antiga disciplina seria apenas um exercício físico.

Há uma classificação dupla. Uma delas se refere aos três corpos do ser humano, que se encontram inter-relacionados entre si: *Sthula Sharira*, *Sukshma Sharira* e *Karana Sharira*. A outra classificação, mais precisa, concorda com a anterior e concebe o ser humano como um corpo com cinco camadas ou *koshas*: *Annamaya Kosha*, *Pranamaya Kosha*, *Manomaya Kosha*, *Vijnanamaya Kosha* e *Anandamaya Kosha*. Existe uma correspondência entre os três corpos, os *koshas* e os estados de consciência.

STHULA SHARIRA

Este primeiro corpo corresponde ao corpo físico, isto é, um organismo pluricelular que funciona como uma máquina completa perfeita. É o corpo que se estuda na anatomia humana, formado pelos diferentes sistemas orgânicos. É constituído de matéria que se transforma e converte-se de novo em matéria. Segundo a filosofia antiga, seria composto de cinco elementos ou *tattvas*: terra, água, ar, fogo e éter.

SUKSHMA SHARIRA

É o corpo sutil ou o corpo astral. Abrange as facetas emocionais, mentais e psíquicas do ser humano. Não é visível, no entanto, nós o experimentamos no dia a dia. Está interligado com o corpo físico por um "cabo" (duplo etérico) por onde a corrente vital passa. Acredita-se que esse corpo pode sobreviver após a morte por algum tempo, depois também deixa de existir. É formado por 19 elementos:

- cinco ares vitais (*pancha pranas*),
- cinco órgãos sutis de ação (*karmendriyas*),
- cinco órgãos de conhecimento (*gñanendriyas*) e
- quatro faculdades mentais (*antah karana*) da mente individual: *buddhi* (o intelecto), *ahamkara* (o ego), *manas* (o pensamento) e *chitta* (a memória).

Os gunas. As faculdades mentais são influenciadas pelos três *gunas*. Estas são as qualidades básicas que permeiam tudo o que existe e são inseparavelmente encontradas em toda a criação cósmica: *sattva* (representa pureza, iluminação e perfeição), *rajas* (o aspecto ativo e resistente) e *tamas* (a aparência inerte, escura).

Quando o intelecto, ou *buddhi*, é influenciado pelo *sattva*, torna-se consciência discriminativa (e o resultado é sabedoria, pureza, humildade, etc.). Caso contrário, se for influenciado por *tamas*, surgem a confusão e a ignorância (*advidya*).

Com o ego acontece a mesma coisa. Quando é influenciado por *rajas* e *tamas*, nossas tendências mais egoístas despertam; quando é influenciado por *sattva*, forma um conhecimento do próprio ser mais espiritual.

KARANA SHARIRA

Também conhecido como corpo causal. É a essência do ser humano, a causa e a origem dos outros dois corpos. Está além da mente e dos processos mentais, corresponderia ao Espírito, a essência mais pura do ser humano. Nesse corpo reside o Ser ou *Atman* (alma ou consciência suprema). Pode ser experimentado pela meditação.

CORPO	KOSHA
STHULA SHARIRA (corpo físico, denso)	**Annamaya Kosha** (camada da matéria)
SUKSHMA SHARIRA (corpo astral)	**Pranamaya Kosha** (camada do ar vital)
	Manomaya Kosha (camada da mente)
	Vijnanamaya Kosha (camada da consciência)
KARANA SHARIRA (corpo causal)	**Anandamaya Kosha** (camada da felicidade)

KOSHAS
Os cinco *koshas* ou camadas

Os *koshas*, ou cinco camadas, são encontrados em torno do espírito puro, o Ser. Como muitos escritos místicos nos transmitem, no interior de nosso ser se encontra o eu verdadeiro, o espírito imperecível.

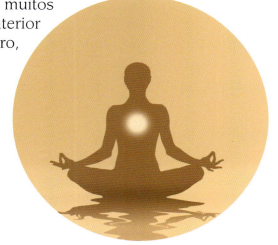

> [...] no centro do castelo de Brahman (nosso corpo) há um tabernáculo na forma de uma flor de lótus que tem um pequeno espaço. Deveríamos encontrar quem vive nele e conhecê-lo [...] O Espírito que reside no corpo não cresce nem morre... este é o verdadeiro castelo de Brahman, no qual todo o amor do universo vive.
> Chandonga Upanishad 8,1

"... eu moro no coração de todo ser."
Bhagavad Gita, XV,15

ANNAMAYA KOSHA
Camada onde estão todas as outras. É o corpo físico, denso, com o qual podemos nos manifestar no plano terrestre. É constituído de alimentos e cinco elementos. Coincide com *Sthula Sharira*.

PRANAMAYA KOSHA
Camada de energia, composto de cinco *pranas* vitais (*prana, apana, samana, udana* e *vyana*) e cinco *pranas* secundários. *Prana* é a energia vital que está em toda parte, podemos captá-la, principalmente, pela respiração. A função desta camada é absorver *prana* e distribuí-lo por todo o corpo; também atua como intermediário entre o corpo físico e o corpo astral. *Pranamaya Kosha* é uma réplica do corpo físico e subsiste alguns dias após a morte.

MANOMAYA KOSHA
Corpo mental, composto da mente consciente e do subconsciente, dos cinco órgãos do sentido (*jñanaindriyas*: audição, tato, visão, paladar e olfato) e dos cinco órgãos da ação (*karmendriyas*: órgãos do movimento, manipulação, excreção, procriação e fala). Esse *kosha* utiliza os órgãos dos sentidos e as experiências passadas para, por uma parte, transmitir a informação para o corpo mental superior e, por outra, fazer os dois *koshas* superiores se comunicarem com os dois inferiores.

VIJNANAMAYA KOSHA
Camada psíquica ou intuitiva do conhecimento que compreende sem raciocinar. Somente com a intuição, experimenta a consciência do Eu como um ser individual. É constituído de *buddhi* (intelecto que pode discriminar e tomar decisões). Nesta camada estão as faculdades superiores da mente (beleza, sabedoria, inspiração e todo processo criativo).

ANANDAMAYA KOSHA
Camada da felicidade ou bem-aventurança. Neste *kosha*, experimentamos a transcendência do ser humano, sem conhecimento nem experiência mental. O espaço, o tempo e o ser individual desaparecem, a libertação e a união emergem. No interior desta camada reside o Ser, ou *Atman*, cuja natureza é *SAT-CHIT-ANANDA*, isto é, Existência, Consciência Pura e Felicidade, respectivamente.

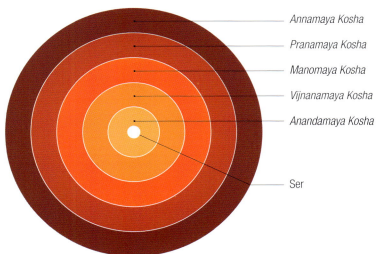

Esquema dos cinco *koshas* ou camadas.

- Annamaya Kosha
- Pranamaya Kosha
- Manomaya Kosha
- Vijnanamaya Kosha
- Anandamaya Kosha
- Ser

Anatomia energética do ser humano

NADIS

Os *nadis* ou canais energéticos

Os *nadis* são nervos ou canais sutis que pertencem ao corpo astral. A palavra *nadi* vem da raiz sânscrita *nad*, que significa "movimento". Os *nadis* são os caminhos em que a energia viaja, ou seja, os canais por onde passa o fluxo de *prana*, que é a energia vital do universo e do corpo, traduzida como força, fôlego, vida, vitalidade, energia, respiração. O texto *Haṭha-Yoga-Pradīpikā* diz que existem 72 mil *nadis*, que formam uma ótima rede que interliga todo o corpo energético (*Pranamaya Kosha*). Sua natureza é sutil, não física.

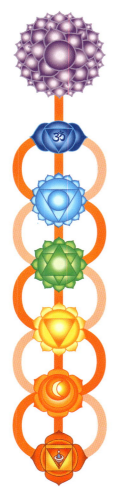

À medida que ascendem, os *nadis* Ida e Pingala vão se enlaçando com os principais *chakras* e com o Sushumna, de forma alternada e oposta.

Os dez principais *nadis* estão conectados às "dez portas", ou aberturas do corpo, que são: *Sushumna* (coroa da cabeça), *Ida* (narina esquerda), *Pingala* (narina direita), *Gandhari* (olho esquerdo), *Hastajihva* (olho direito), *Yahasvini* (ouvido esquerdo), *Pusha* (ouvido direito), *Alambusha* (boca), *Kuhu* (genitais), *Shankhini* (ânus). Na acupuntura, existem alguns meridianos que parecem ter uma correspondência com esses *nadis*.

De todos, os três mais importantes são *Sushumna*, *Ida* e *Pingala*. Todos os *nadis* estão ligados a *Sushumna*, que é o *nadi* central. Na prática do yoga, trabalhamos principalmente com esses três canais.

SUSHUMNA NADI

É o canal central, o mais importante. Parte do períneo/cérvix (*Muladhara Chakra*) e ascende pelo interior da coluna até atingir a coroa da cabeça (*Sahasrara Chakra*). Este *nadi* cruza todos os *chakras* intermediários do corpo. Dentro de *Sushumna* existem outros três *nadis* essenciais que se encontram trancados concentricamente um dentro do outro: *Vajrini*, *Chitrini* e *Brahmanadi*. Por este último, a energia *Kundalini* (energia espiritual) ascende quando desperta, recorrendo de forma ascendente todo o canal central e passando por todos os *chakras*, até atingir a coroa da cabeça. De *Sushumna*, saem milhares de *nadis* menores que viajam, sob a forma de uma rede, pelo corpo humano. Este *nadi* está ligado ao sistema nervoso central do corpo físico.

IDA NADI

É o canal esquerdo. Por ele, passa a força mental ou energia do pensamento (*manas shakti*). Tem origem no lado esquerdo de *Muladhara Chakra* e ascende semicircularmente, passando por todos os *chakras* intermediários e pela narina esquerda, até chegar a *Ajna Chakra*. Rege a parte esquerda do corpo e o lado direito do cérebro, sendo, assim, um canal de natureza visual, criativa, emocional e intuitiva. Está associado à energia lunar, por isso é também chamado *Chandra Nadi* (*nadi* lunar). Sua cor é de metal ou prata. Representa o *THA* da *Hatha*. Este canal é estimulado pela respiração pela narina esquerda e está ligado ao sistema nervoso parassimpático.

PINGALA NADI

É o canal direito. Por ele, circula a força vital ou a energia física (*prana shakti*). Origina-se no lado direito de *Muladhara Chakra* e segue o mesmo sentido ascendente de *Ida*, mas ao contrário, passando pelos *chakras* intermediários e pela narina direita até chegar a *Ajna Chakra*. Rege a parte direita do corpo e o lado esquerdo do cérebro, por isso está relacionado à parte racional, lógica e verbal. Está associado à energia solar, e por isso é conhecido como *Surya Nadi* (*nadi* solar). Representa o *HA* de *Hatha*. Sua cor é dourada. É estimulado pela respiração pela narina direita e está ligado ao sistema nervoso simpático.

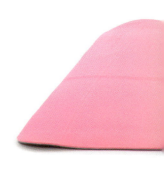

Os *nadis* ou canais energéticos / Os *chakras*

CHAKRAS

Os *chakras*

São os centros de energia vital e psíquica do corpo sutil. A palavra *chakra* significa "círculo" ou "roda". Podemos imaginá-los como redemoinhos energéticos que vibram, cada um de forma diferente, gerando e acumulando energia.

Podem capturar a energia cósmica, transmiti-la por *Sushumna* e distribuí-la pela rede de *nadis*, sob a forma de *prana*. São pontos de conexão entre o corpo físico e o corpo astral: entre *Annamaya Kosha* (camada da matéria) e *Pranamaya Kosha* (camada do ar vital) e entre este último e *Manomaya Kosha* (camada da mente).

CLASSIFICAÇÃO E RELAÇÃO DOS CHAKRAS

Os *chakras* mais importantes encontrados no corpo humano são os sete que atravessam o canal central de *Sushumna*; são, de baixo para cima: *Muladhara Chakra*, *Svadhisthana Chakra*, *Manipura Chakra*, *Anahata Chakra*, *Vishuddha Chakra*, *Ajna Chakra* e *Sahasrara Chakra*. Cada um deles tem um padrão energético específico, geralmente representado por meio de um desenho simbólico. Também está relacionado a um nível diferente de consciência, os inferiores (do primeiro ao quarto *chakra*) são os que possuem nível mais baixo e grosseiro, e os superiores (do quinto ao sétimo) têm um nível muito mais sutil.

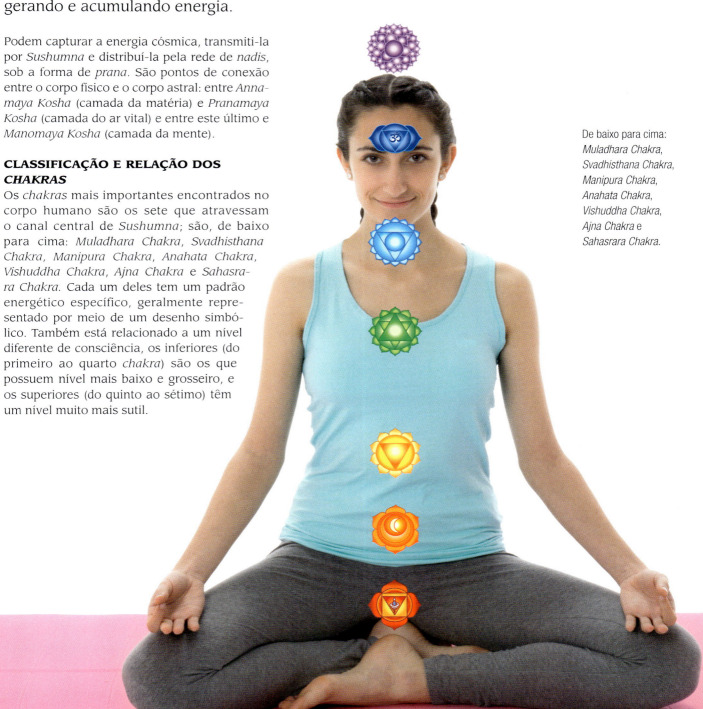

De baixo para cima: *Muladhara Chakra*, *Svadhisthana Chakra*, *Manipura Chakra*, *Anahata Chakra*, *Vishuddha Chakra*, *Ajna Chakra* e *Sahasrara Chakra*.

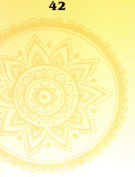

CHAKRAS

Elementos essenciais dos *chakras*

Os *chakras* correspondem a uma parte fisiológica e outra psicológica do nosso organismo. Quando operam em um nível baixo, ou estão bloqueados, a energia não flui corretamente e doenças físicas podem aparecer. Algumas técnicas do yoga são muito eficazes para purificar e reduzir os bloqueios dos *chakras*, por exemplo, por visualização, *pranayama*, canto de mantras e meditação.

| NOME DO CHAKRA: **MULADHARA** Significado: raiz, suporte, fundação | **ELEMENTOS ESSENCIAIS**
■ Número de pétalas: 4
■ *Tattva* (elemento): terra
■ Cor do *tattva*: vermelho
■ Forma do *tattva*: quadrado. Em seu interior, triângulo com a ponta para baixo, sede da força vital ou *Kundalini*.
■ *Bija*-mantra: LAM
■ *Devada* (Deidade): Bala Brahma (Brahma criança)
■ *Shakti*: Dakini
■ Planeta dominante: Marte | **CORRESPONDÊNCIA FISIOLÓGICA**
■ Localização: base da coluna, três primeiras vértebras
■ Glândula: adrenal
■ Plexo nervoso: plexo pélvico, sacrococcígeo
■ Órgão sensorial (*Jñanaindriya*): olfato
■ Idade de desenvolvimento/influência: desde o nascimento até os 7 anos.
■ Distúrbios físicos devido ao mau funcionamento: problemas na parte inferior do corpo, pés, pernas. Aparição de hemorroidas e disfunções testiculares. | **CORRESPONDÊNCIA PSICOLÓGICA E ENERGÉTICA**
■ Energia em equilíbrio: força, vitalidade, equilíbrio emocional, resistência.
■ Excesso energético: insegurança, medos, conduta violenta, egoísmo.
■ Deficiência energética: desconfiança, falta de vontade, incoerência, indecisão, baixa autoestima, tristeza e depressão. |

EQUILIBRAR E ESTIMULAR O *CHAKRA*: contato com a terra. Praticar *Tadasana*, *Navasana* e *Pranatasana*.

| NOME DO CHAKRA: **SVADHISTHANA** Significado: lugar onde mora o ser | **ELEMENTOS ESSENCIAIS**
■ Número de pétalas: 6
■ *Tattva* (elemento): água
■ Cor do *tattva*: laranja
■ Forma do *tattva*: círculo. Lua crescente
■ *Bija*-mantra: VAM
■ *Devada* (Deidade): Vishnu (conservador)
■ *Shakti*: Rakini
■ Planeta dominante: Mercúrio | **CORRESPONDÊNCIA FISIOLÓGICA**
■ Localização: pelve
■ Glândula: gônadas
■ Plexo nervoso: plexo hipogástrico
■ Órgão sensorial (*Jñanaindriya*): paladar
■ Idade de desenvolvimento/influência: dos 8 aos 14 anos.
■ Distúrbios físicos devido ao mau funcionamento: problemas urinários, disfunções renais, problemas de órgãos reprodutivos, má circulação. | **CORRESPONDÊNCIA PSICOLÓGICA E ENERGÉTICA**
■ Energia em equilíbrio: consciência dos próprios desejos e emoções. Criatividade.
■ Excesso energético: emoções incontroladas, vício em prazeres, ambição.
■ Deficiência energética: falta de emoção, frieza, insensibilidade, inveja, ciúme, falta de criatividade. |

EQUILIBRAR E ESTIMULAR O *CHAKRA*: visualizar pores do sol no mar ou rio. Praticar *Pachimottanasana*.

| NOME DO CHAKRA: **MANIPURA** Significado: cidade da joia | **ELEMENTOS ESSENCIAIS**
■ Número de pétalas: 10
■ *Tattva* (elemento): fogo
■ Cor do *tattva*: amarelo
■ Forma do *tattva*: triângulo
■ *Bija*-mantra: RAN
■ *Devada* (Deidade): Ruda (destruidor)
■ *Shakti*: Lakshmi (deusa da abundância)
■ Planeta dominante: Sol | **CORRESPONDÊNCIA FISIOLÓGICA**
■ Localização: umbigo
■ Glândula: pâncreas
■ Plexo nervoso: plexo solar ou epigástrico
■ Órgão sensorial (*Jñanaindriya*): visão
■ Idade de desenvolvimento/influência: dos 15 aos 21 anos.
■ Distúrbios físicos devido ao mau funcionamento: distúrbios digestivos, diabetes, hipoglicemia, problemas hepáticos, tensão nervosa, fadiga crônica. | **CORRESPONDÊNCIA PSICOLÓGICA E ENERGÉTICA**
■ Energia em equilíbrio: vitalidade, motivação, respeito a si mesmo e ao outro, vontade.
■ Excesso energético: egocentrismo, orgulho, ressentimento, perfeccionismo, irritação, ira, impaciência, nervosismo, intranquilidade, ambição.
■ Deficiência energética: insegurança, falta de confiança em si mesmo, dúvida, apatia. |

EQUILIBRAR E ESTIMULAR O *CHAKRA*: tomar sol. Passear por campos de girassóis. Praticar *Setu-Bandhasana* e *Purvottanasana*.

Elementos essenciais dos *chakras* 43

| NOME DO CHAKRA: **ANAHATA** Significado: Som não emitido | ELEMENTOS ESSENCIAIS
■ Número de pétalas: 12
■ *Tattva* (elemento): ar
■ Cor do *tattva*: verde
■ Forma do *tattva*: hexágono. A estrela de seis pontas simboliza o elemento ar.
■ *Bija*-mantra: YAM
■ *Devada* (Deidade): Ishana Rudra Shiva
■ *Shakti*: Kakini
■ Planeta dominante: Vênus | CORRESPONDÊNCIA FISIOLÓGICA
■ Localização: coração
■ Glândula: timo
■ Plexo nervoso: cardíaco
■ Órgão sensorial (*Jñanaindriya*): tato
■ Idade de desenvolvimento/influência: dos 22 aos 28 anos.
■ Distúrbios físicos devido ao mau funcionamento: problemas pulmonares, cardíacos, hipertensão arterial | CORRESPONDÊNCIA PSICOLÓGICA E ENERGÉTICA
■ Energia em equilíbrio: compaixão, amor incondicional, equilíbrio, serenidade.
■ Excesso energético: ansiedade, generosidade excessiva, apego às pessoas, exigência e crítica ao outro.
■ Deficiência energética: solidão, depressão, medo de rejeição, desapontamento, remorso. |

EQUILIBRAR E ESTIMULAR O *CHAKRA*: passeios por campos ou prados. Praticar *Virabhadrasana* e *Trikonasana*.

| NOME DO CHAKRA: **VISHUDDHA** Significado: centro de pureza | ELEMENTOS ESSENCIAIS
■ Número de pétalas: 16
■ *Tattva* (elemento): éter
■ Cor do *tattva*: azul
■ Forma do *tattva*: círculo
■ *Bija*-mantra: HAM
■ *Devada* (Deidade): Panchavaktra Shiva
■ *Shakti*: Shakini (encarnação da pureza)
■ Planeta dominante: Júpiter | CORRESPONDÊNCIA FISIOLÓGICA
■ Localização: garganta
■ Glândula: tireoide
■ Plexo nervoso: carótida, laríngeo-faríngeo
■ Órgão sensorial (*Jñanaindriya*): ouvido
■ Idade de desenvolvimento/influência: dos 29 aos 35 anos.
■ Distúrbios físicos devido ao mau funcionamento: esgotamento, problemas na tireoide, problemas de peso, infecções de garganta. | CORRESPONDÊNCIA PSICOLÓGICA E ENERGÉTICA
■ Energia em equilíbrio: comunicação, inspiração, alegria, criatividade.
■ Excesso energético: arrogância, tendência a falar demais, rigidez e dogmatismo, mentiras, gritos.
■ Deficiência energética: timidez, manipulação de outros, introversão, bloqueio criativo, falta de comunicação. |

EQUILIBRAR E ESTIMULAR O *CHAKRA*: passeio por montanhas altas, visualizar céus azuis. Praticar *Halasana* e *Salamba Sarvangasana*.

| NOME DO CHAKRA: **AJNA** Significado: autoridade, comando | ELEMENTOS ESSENCIAIS
■ Número de pétalas: 2
■ *Tattva* (elemento): *Maha tattva* (todos os elementos estão representados); *Manas* (faculdades mentais)
■ Cor do *tattva*: azul-índigo, azul luminescente
■ Forma do *tattva*: círculo
■ *Bija*-mantra: AUM
■ *Devada* (Deidade): Shiva-Shakti (metade homem, metade mulher)
■ *Shakti*: Hakini
■ Planeta dominante: Saturno | CORRESPONDÊNCIA FISIOLÓGICA
■ Localização: entre as sobrancelhas
■ Glândula: hipófise
■ Plexo nervoso: testa
■ Órgão sensorial: (não há)
■ Idade de desenvolvimento/influência: seu despertar cria um estado de consciência elevado no ser humano.
■ Distúrbios físicos devido ao mau funcionamento: dores de cabeça, insônia, pesadelos. | CORRESPONDÊNCIA PSICOLÓGICA E ENERGÉTICA
■ Energia em equilíbrio: estado de consciência elevado, percepção, intuição, desapego, discernimento, abertura mental.
■ Excesso energético: confusão mental, alucinações, esquizofrenia.
■ Defeito energético: falta de compreensão, falta de assertividade, falta de concentração, mente fechada. |

EQUILIBRAR E ESTIMULAR O *CHAKRA*: meditação silenciosa e observação de céus noturnos. Praticar *Balasana* e *Garudasana*.

| NOME DO CHAKRA: **SAHASRARA** Significado: mil pétalas | ELEMENTOS ESSENCIAIS
■ Número de pétalas: mil (infinito)
■ *Tattva* (elemento): intuição superior
■ Cor do *tattva*: branco
■ Forma do *tattva*: (sem forma)
■ *Bija*-mantra: todos os sons
■ *Devada* (Deidade): o Absoluto
■ *Shakti*: Chaitanya
■ Planeta dominante: Nodos | CORRESPONDÊNCIA FISIOLÓGICA
■ Localização: parte superior do crânio; coroa
■ Glândula: pineal
■ Plexo nervoso: cerebral
■ Órgão sensorial: (não há)
■ Idade de desenvolvimento/influência: parte final do ser humano. Estado de consciência superior, *Samadhi*, *Moksa*.
■ Distúrbios físicos devido ao mau funcionamento: problemas psicológicos. | CORRESPONDÊNCIA PSICOLÓGICA E ENERGÉTICA
■ Energia em equilíbrio: abertura ao plano divino, pleno acesso à mente consciente e inconsciente, entendimento, iluminação.
■ Excesso energético: problemas psíquicos.
■ Deficiência energética: ignorância, dissociação. |

EQUILIBRAR E ESTIMULAR O *CHAKRA*: passeios pela natureza em meditação. Praticar *Salamba Sirsasana*.

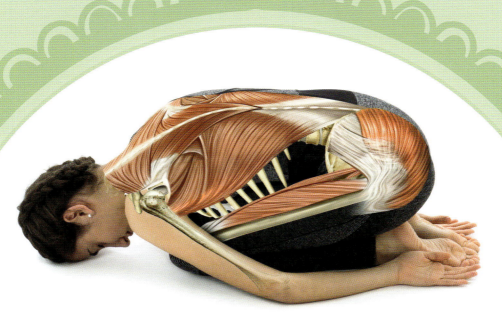

ASANAS

São as posturas que o nosso corpo adota na prática física do yoga. Sua realização é indicada para a maioria das pessoas, embora alguns asanas possam ser contraindicados em caso de dor ou doença preexistente. Neste capítulo, são descritos 34 asanas, classificados de acordo com o movimento da coluna. As diferentes técnicas para executar cada um deles são explicadas, bem como seus benefícios, suas contraindicações, suas alternativas e suas considerações anatômicas. No final do capítulo, a sequência de posturas que compõem a tradicional Saudação ao Sol é mostrada passo a passo.

Asanas

INTRODUÇÃO

Os asanas do yoga

Asanas são posturas físicas que adotamos na prática do yoga e que nos permitem integrar corpo e mente. São posturas confortáveis, que conseguimos manter por um tempo com esforço moderado e sem perder a concentração.

CLASSIFICAÇÃO DOS ASANAS

Para começar a praticar os asanas, o mais importante não é ter flexibilidade e força para desenvolver todas as posturas, mas aprender a ter consciência do corpo, da postura e da respiração. Este é o aspecto essencial de um asana, uma mente atenta que observa com plena consciência tudo o que acontece com o corpo físico e a respiração. Yoga é presença, atenção plena, vivenciar o momento, isto é, o "aqui e agora". Prestar atenção total ao que estamos fazendo nos ajudará a progredir no trabalho físico e internalizá-lo cada vez mais em um nível mental e psíquico.

Dividimos os asanas em diferentes grupos, de acordo com seu movimento em correspondência com o que está sendo trabalhado e também em relação ao movimento geral do tronco.

É uma classificação geral, não definitiva, para associar as posturas. Organizamos os grupos de asanas em função da sequência que estabelecemos no decorrer de uma sessão de yoga:

- básicos,
- de força,
- de equilíbrio,
- de inclinação lateral e *trikonas*,
- de extensão ou flexão para trás,
- de flexão para a frente,
- de torção,
- invertidos.

PREMISSAS EXTERNAS
PARA A PRÁTICA

> "Vale mais um grama de prática do que uma tonelada de teoria."
> SWAMI VISHNUDEVANANDA

Necessitamos ter um espaço e condições adequadas, tempo suficiente e alguns acessórios para praticar asanas. Podemos realizar um plano semanal, em que agendamos um tempo para dedicar (todos os dias ou em dias alternados, pela manhã, pela tarde, etc.). É melhor começar com um objetivo fácil e realista e cumpri-lo.

O lugar. Deve ser um local tranquilo, com temperatura agradável, suficientemente aquecido para não passar frio durante o relaxamento. Uma penumbra leve ajuda o sistema nervoso a relaxar.

O tempo. É importante encontrar um período próprio, somente para nós, sem interrupções, e resistir à tentação de atender ao telefone ou ter outras distrações.

O material básico. Necessitamos de um tapete antideslizante para fazer os

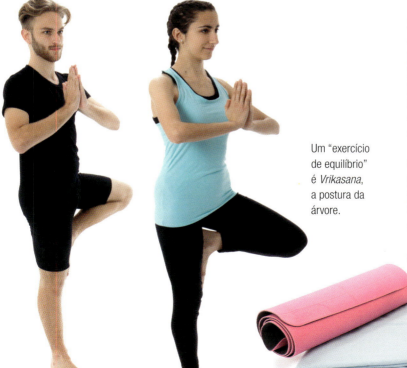

O yoga é uma experiência plena, a experiência do momento presente.

Um "exercício de equilíbrio" é *Vrikasana*, a postura da árvore.

asanas sem risco de escorregar. Pode ser útil uma almofada ou manta dobrada, para apoiar a cabeça ou se sentar. A manta também servirá para nos cobrir enquanto relaxamos ou meditamos. Por último, um bloco e um cinto ajudam a avançar nas posturas mais difíceis.

A roupa. De preferência, use roupas de fibras naturais. Uma calça e uma camiseta de algodão ligeiramente ajustadas podem ser apropriadas, pois nos permitem observar a posição do nosso corpo, por exemplo, detectar se uma perna está alinhada ou não. A roupa larga também é válida se estivermos confortáveis. No que diz respeito às meias, se a temperatura da sala é confortável, é aconselhável não usar, pois com os pés descalços podemos perceber melhor as sensações mais sutis da planta do pé e observar sua posição.

**PREMISSAS INTERNAS:
PREPARAÇÃO DO CORPO**
Toda vez que começamos uma prática, é necessário preparar o corpo com movimentos fáceis e simples. Podemos realizar os asanas básicos (como *Marjariasana* ou *Apanasana*) ou iniciar a sessão com a Saudação ao Sol. Uma vez concluídos esses movimentos, podemos iniciar a sessão. Para realizar um asana, seguimos quatro etapas fundamentais:

1. Ficamos na posição inicial.
2. Realizamos os movimentos para entrar no asana.
3. Ficamos acomodados no asana e mantemos por um tempo.
4. Desfazemos o asana.

Os movimentos. Devem sempre ser lentos, pausados e o tempo de execução do asana pode ir de alguns segundos a alguns minutos ou mais, de acordo com o critério do praticante e sua evolução.

A postura. Deve ser confortável e firme. Quando um asana é concluído, um pequeno descanso é realizado, que pode ser em *Savasana*, *Advasana* ou mesmo em *Pranatasana*. Algumas posturas são intensas e afetam uma parte específica do corpo, de modo que depois podemos realizar uma contrapostura, o que vai antagonizar o efeito excessivo sofrido. Por exemplo, uma postura intensa de extensão pode ser seguida, como contrapostura, de outra suave de flexão para a frente.

A respiração. Finalmente, uma vez que adquirimos a prática em determinada postura, estaremos conscientes não apenas do nosso corpo físico como também da respiração que nos acompanha. Podemos direcionar a consciência para nosso interior, observar nossos pensamentos e deixá-los passar, de modo que fiquemos tranquilos e plenamente conscientes do corpo, da mente e da respiração. Todo asana torna-se, dessa forma, união e experiência meditativa por si só.

CONSIDERAÇÕES PARA A PRÁTICA

- Praticar em um local arejado e com temperatura agradável.
- Esperar a digestão das refeições terminar.
- Utilizar roupa confortável, se possível de algodão.
- Executar um pequeno aquecimento antes de cada sessão (por exemplo, Saudação ao Sol ou suas variações).
- Entrar e sair dos asanas pausadamente e com plena consciência.
- Depois de cada asana, descansar um momento.
- Trabalhar o *ahimsa* (não violência) com o corpo, nunca chegando à dor. Praticar sem forçar, sem o estresse de exigir muito do corpo.
- É necessário controlar a postura e o movimento para evitar lesões.
- Respeitar nosso ritmo e observar as contraindicações de cada postura.
- Ser constante e paciente. É mais válido trabalhar um pouco cada dia.
- Olhar o box na página 17 sobre as precauções na prática.

PROPOSTA DE UMA SESSÃO DE YOGA

- Tomada de consciência do corpo (asanas básicos 1)
- Desbloqueio ou aquecimento (asanas básicos 2 ou Saudação ao Sol)
- Asanas de equilíbrio
- Asanas de inclinação lateral e *trikonas*
- Asanas de extensão
- Asanas de flexão para a frente
- Asanas de torção
- Invertido
- *Pranayama*
- Relaxamento
- Meditação

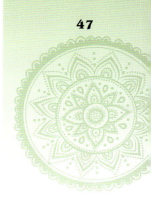

Asanas

ASANAS DE INÍCIO

Tadasana

Vem da palavra *tada*, que significa "montanha", então é traduzido como "postura da montanha". Praticar este asana desenvolve estabilidade, solidez e força.

CLASSIFICAÇÃO
Postura básica, de pé, simétrica.

TÉCNICA
De pé, com os pés unidos (se não tiver muita estabilidade, no início eles podem estar ligeiramente separados, sem ultrapassar a largura do quadril). Distribua o peso nos dois pés, em toda a sua superfície, nem muito para as pontas, nem muito nos calcanhares. Imagine uma linha vertical que divide o corpo em duas metades idênticas, partindo do espaço entre os pés, indo até a coroa da cabeça. A coluna está ereta, o peito levemente levantado e as cervicais se estendem um pouco. Palmas das mãos juntas em frente ao peito. Mantenha a postura observando a respiração e estando consciente do corpo, que permanece calmo em seu equilíbrio natural.

VARIAÇÕES
Samasthiti. *Sama* significa "direito", "com equidade"; *sthiti* significa "quieto" e "equilibrado". Esta variação é feita com os pés separados, de modo que se tenha uma base de apoio mais ampla. É o ponto de partida de outros asanas em pé.

Detalhe da posição das mãos, palmas unidas à altura do esterno. Os dedos podem estar um pouco separados.

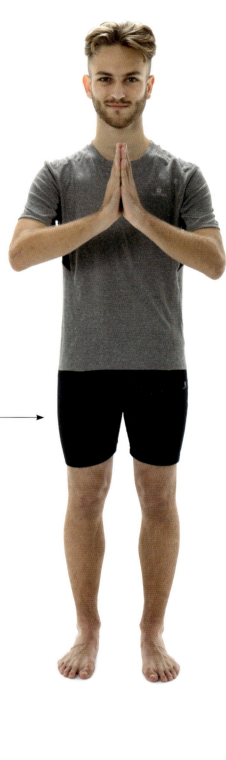

BENEFÍCIOS

■ **Elimina** posturas ruins e desenvolve um alinhamento correto do esqueleto.

■ **Permite** tomar consciência de uma boa distribuição do peso do corpo, facilitando, assim, a flexibilidade da coluna vertebral e o descanso da pelve e da região lombar.

CONTRAINDICAÇÕES

■ **Pressão arterial** muito baixa.

■ **Evite fazer** depois de ter ficado deitado ou sentado por muito tempo. Execute primeiro algum movimento que aumente a circulação sanguínea.

ASANAS DE INÍCIO: *Tadasana*

49

A postura nos enraíza na terra, de modo que estabelecemos uma base importante para nos elevarmos ao céu, como o topo da montanha. Ela nos ensina a manter a calma sobre nossos pés, proporcionando estabilidade e solidez nos âmbitos físico e mental.

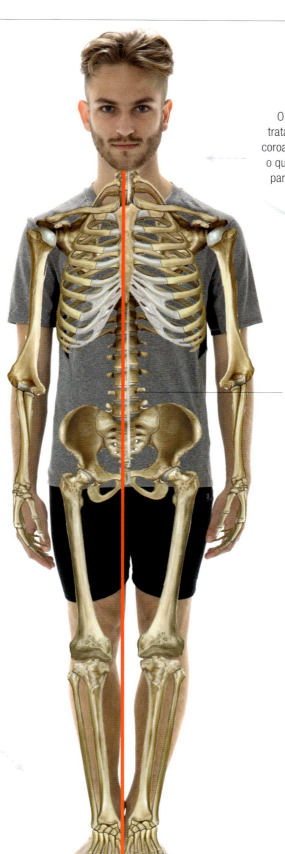

O alongamento trata de expandir a coroa para cima, com o queixo encaixado, para alongar toda a coluna.

coluna vertebral

A pelve se encontra ligeiramente em retroversão.

Os pés permanecem juntos e firmes no solo.

Asanas

ASANAS DE INÍCIO

Dandasana

Danda significa "bastão", "pau" ou "vara". Nesta posição, a coluna vertebral permanece reta como um bastão. É um asana básico, ponto de partida de outras posturas.

BENEFÍCIOS

- **Fortalece** a musculatura de costas, abdome e pernas.
- **Favorece** o alongamento dos isquiotibiais.
- **Aumenta a consciência** da posição alinhada da coluna vertebral em uma postura sentada.

CONTRAINDICAÇÕES

- **Lesões** na coluna.

CLASSIFICAÇÃO
Postura básica, sentada, simétrica.

TÉCNICA
Sentado no chão com as pernas flexionadas, o tronco ereto e as mãos apoiadas no chão. Acomode os glúteos para fora até sentir o contato dos ísquios no solo. Estenda as pernas, que devem formar um ângulo de 90° com o tronco. Levante e incline o tórax para a frente. Puxe os ombros para trás, com as mãos apoiadas no chão, pressionando. Faça respirações abdominais. Em uma postura mais avançada, você pode juntar as palmas das mãos na frente do peito em *namaste* (modo de saudação). Para desfazer a postura, flexione novamente as pernas, mantendo os pés no chão e descanse abraçando as pernas com os braços e descansando a cabeça nos joelhos.

ADAPTAÇÕES
Se houver tensões na parte posterior das costas ou falta de flexibilidade nos isquiotibiais, pratique a postura sentado em uma almofada ou cobertor.

VARIAÇÃO
Com base na postura inicial, eleve as mãos do solo e posicione-as em *namaste*. É uma variação avançada que requer força nas costas.

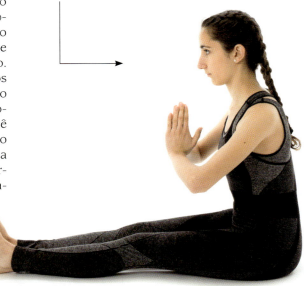

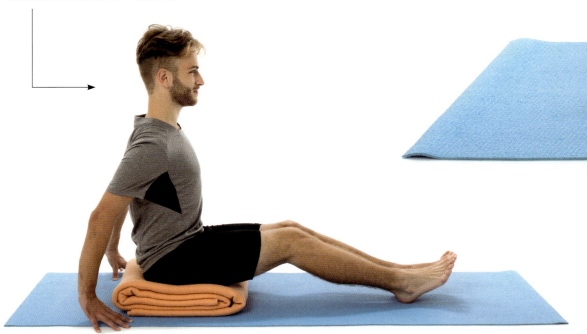

ASANAS DE INÍCIO: *Dandasana*

Dandasana proporciona concentração e solidez. Nele, trabalhamos o *Muladhara Chakra*.

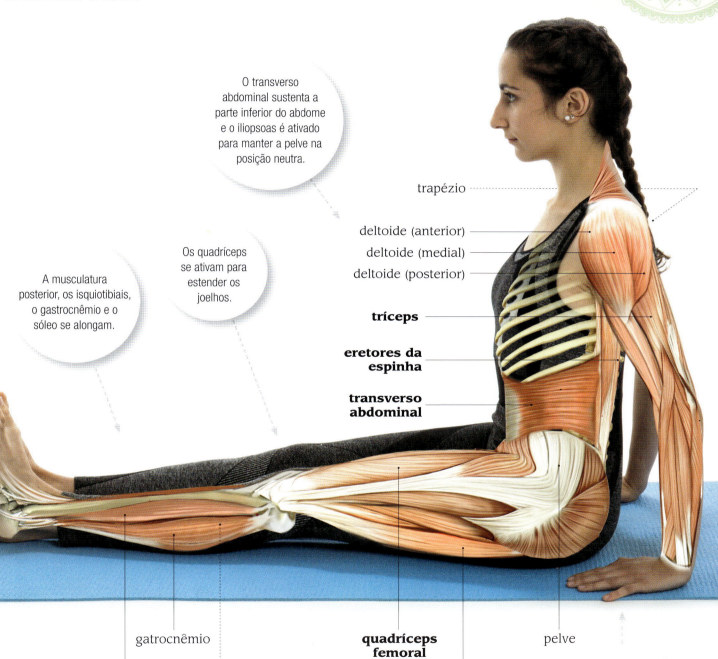

O transverso abdominal sustenta a parte inferior do abdome e o iliopsoas é ativado para manter a pelve na posição neutra.

Os quadríceps se ativam para estender os joelhos.

A musculatura posterior, os isquiotibiais, o gastrocnêmio e o sóleo se alongam.

- trapézio
- deltoide (anterior)
- deltoide (medial)
- deltoide (posterior)
- **tríceps**
- **eretores da espinha**
- **transverso abdominal**
- gatrocnêmio
- sóleo
- fibular lateral longo
- **quadríceps femoral**
- bíceps femoral
- pelve

O tríceps é ativado pressionando as mãos contra o chão. As fibras inferiores dos dois trapézios descem as escápulas e afastam-nas das orelhas.

Asanas

ASANAS DE INÍCIO

Savasana

Sava significa "cadáver". Esta postura imita um cadáver, por conta de sua imobilidade. Também é chamada postura da morte ou *Mrtasana*. Neste asana, o corpo permanece imóvel e trabalha-se a mente para mantê-la calma.

BENEFÍCIOS

- **Elimina** a fadiga.
- **Tranquiliza** o corpo, acalma a mente.

CONTRAINDICAÇÕES

- **Gravidez avançada.** Se tiver dor nas costas, coloque um cobertor enrolado ou uma almofada debaixo das pernas. No caso de bronquite ou problemas cardíacos, coloque uma almofada debaixo da cabeça.

- **Pressão arterial baixa.** Gire para o lado esquerdo antes de levantar para aumentar o fluxo sanguíneo.

CLASSIFICAÇÃO
Postura básica, em decúbito dorsal, simétrica.

TÉCNICA
Deitado no chão, de costas, com os braços ligeiramente afastados do corpo e as palmas das mãos para cima. Pernas ligeiramente afastadas, os pés caídos lateralmente. Verifique se há tensões no corpo e libere-as. Relaxe também qualquer tensão no rosto, deixe cair o maxilar e descanse os olhos. Respire suave, devagar e profundamente. Se tiver problemas na lombar, pode colocar um cobertor dobrado embaixo das pernas e também uma almofada embaixo da cabeça. Para sair da postura, faça algumas respirações mais amplas e volte a si lentamente.

ADAPTAÇÃO
Se a postura for desconfortável, coloque diferentes espessuras de cobertor embaixo das pernas ou uma almofada embaixo da cabeça. Também alivia flexionar as pernas ou colocar os braços no peito.

ASANAS RELACIONADOS
Advasana é um asana relacionado em decúbito ventral. Deitado de bruços, aproxime as pontas dos pés e deixe os calcanhares caírem para os lados. Estenda os braços e coloque a bochecha no chão.

A mesma posição anterior, mas com os antebraços descansando ao lado da cabeça. Também pode ser feito com os braços estendidos ao longo do corpo e as palmas das mãos viradas para cima.

É uma variação de *Advasana*. Pode ser realizada como um relaxamento após uma postura intensa. Flexione um braço e uma perna, enquanto o braço e a perna oposta ficam estendidos. Apoie a bochecha no chão.

Savasana traz harmonia, calma interior, paz e sossego.

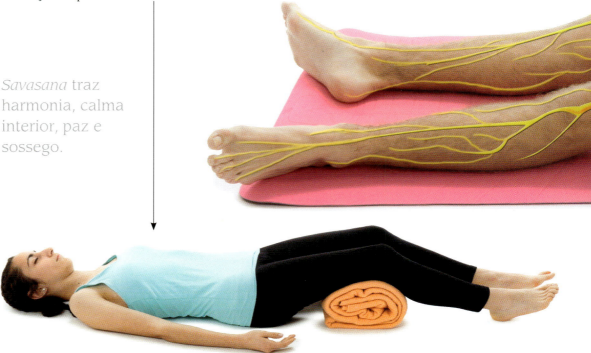

ASANAS DE INÍCIO: *Savasana* **53**

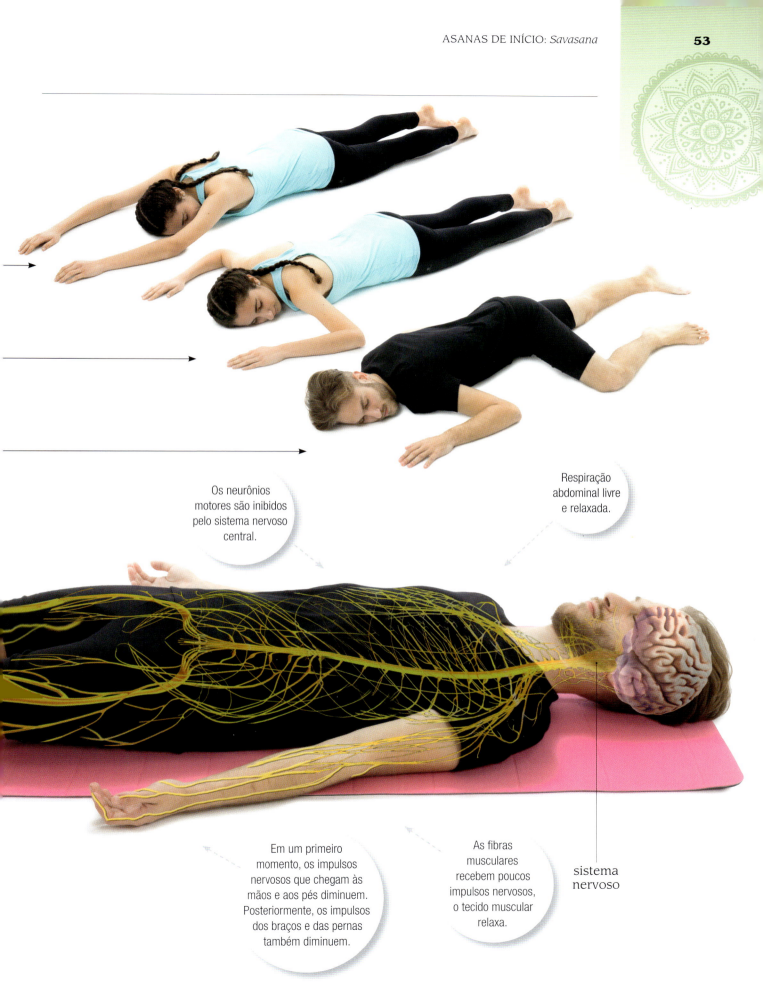

Os neurônios motores são inibidos pelo sistema nervoso central.

Respiração abdominal livre e relaxada.

Em um primeiro momento, os impulsos nervosos que chegam às mãos e aos pés diminuem. Posteriormente, os impulsos dos braços e das pernas também diminuem.

As fibras musculares recebem poucos impulsos nervosos, o tecido muscular relaxa.

sistema nervoso

Asanas

ASANAS BÁSICOS

Apanasana

Apana é o ar vital. A postura é básica e simples de realizar com movimento coordenado com a respiração. Isso permite arejar bem o corpo e ativá-lo para iniciar a sessão de yoga.

BENEFÍCIOS
- Elimina tensões da parte inferior das costas.
- Favorece a eliminação de toxinas do organismo.

CONTRAINDICAÇÕES
- Pressão arterial alta.
- Inflamação de órgãos abdominais.

CLASSIFICAÇÃO
Postura simétrica de flexão de tronco em decúbito dorsal.

TÉCNICA
Comece em *Savasana*, flexione as pernas e coloque os pés no chão. Por um momento, tome consciência da respiração. Levante os pés do chão e coloque cada mão no joelho correspondente. Ao expirar, aproxime as pernas do corpo. Quando inspirar, afaste-as do corpo, e assim sucessivamente.

ASANAS RELACIONADOS
Pavana Muktasana.

Preparação de *Pavana Muktasana*. Flexione a perna direita, enquanto a esquerda permanece estendida. Segure o joelho com as mãos e, com uma inspiração, leve-o ao tórax, pressionando-o contra o peito com o pulmão cheio. Expire e retorne a perna para a posição original. Repita três vezes com cada perna.

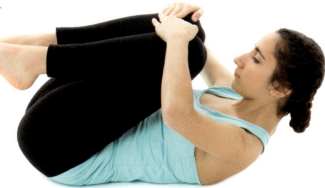

Pavana significa "vento", e *Mukta* significa "libertação". Este asana evoca a posição do feto, que se encontra livre para respirar o ar do exterior. Segure os dois joelhos com as mãos, com uma inspiração, leve as pernas ao tórax e, em com o pulmão cheio, eleve a cabeça até os joelhos. Expire para desfazer a postura. Com este asana, estende-se toda a coluna vertebral. É indicado para relaxar o sistema nervoso.

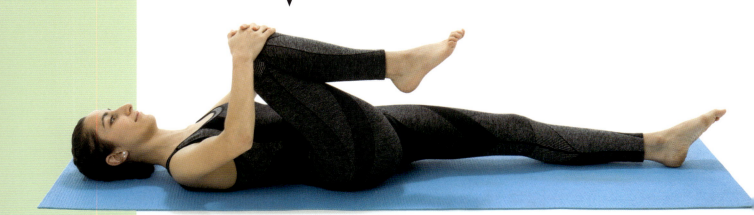

ASANAS BÁSICOS: *Apanasana*

55

Apanasana é um asana em movimento que permite regenerar o *prana* ao mesmo tempo que serve como *vinyasa* (movimento de aquecimento). Ativa-se o *Muladhara Chakra*.

Estimula o processo de expiração pela pressão das pernas em direção ao tronco, enquanto os órgãos abdominais são massageados.

Conecta-se o movimento do corpo com a respiração.

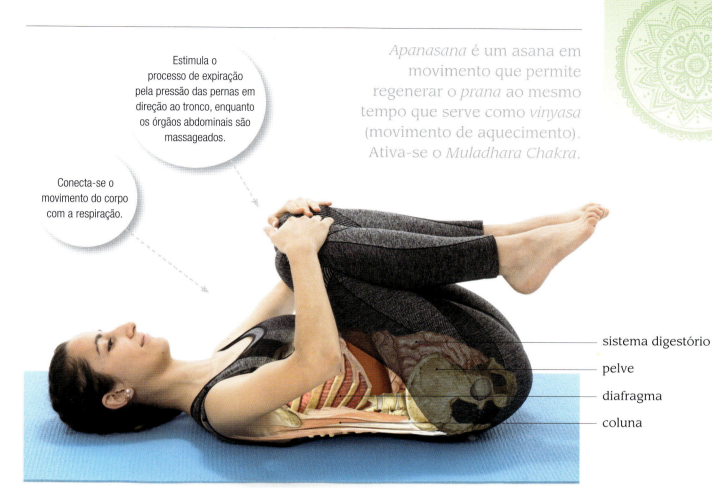

- sistema digestório
- pelve
- diafragma
- coluna

Alongamento e mobilização da lombar.

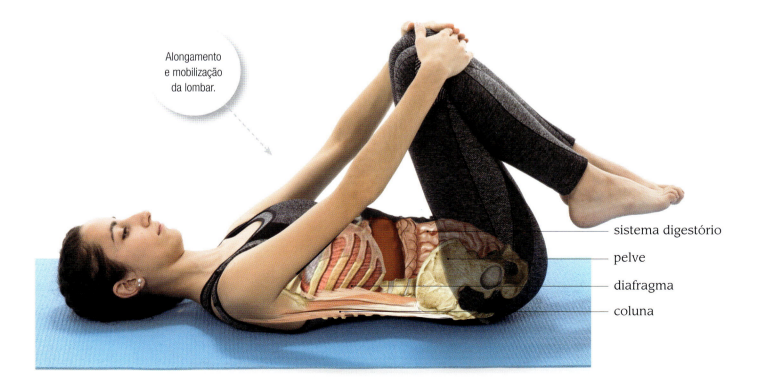

- sistema digestório
- pelve
- diafragma
- coluna

Asanas

ASANAS BÁSICOS

Marjariasana

Também chamado *Cakravakasana*, postura do gato, ou *Vyaghrasana*, postura do tigre. O movimento que ocorre nesta postura lembra o dos felinos, daí seu nome.

BENEFÍCIOS

- **Fornece** maior mobilidade e flexibilidade na coluna vertebral.
- **Fortalece** a musculatura das costas, fazendo desaparecer as tensões no pescoço e nas costas. Tonifica os músculos abdominais.
- **Libera** os nervos da coluna, por isso tem um efeito benéfico para o sistema nervoso.
- **Benéfico** para mulheres grávidas e para aqueles que têm problemas cardíacos e episódios de asma.

CONTRAINDICAÇÕES

- **Fraqueza** ou problemas nos punhos: possibilidade de apoiar os punhos no chão.
- **Lesões na cervical:** realize a postura mantendo o alinhamento do pescoço neutro.

CLASSIFICAÇÃO
Postura básica. *Vinyasa* (postura articulatória dinâmica da coluna vertebral).

TÉCNICA
Ajoelhe-se no chão, colocando as pernas separadas bem abaixo das articulações do quadril. Apoie as mãos no chão, separadas e alinhadas com os ombros. Os braços e as coxas devem estar perpendiculares ao solo.

Posição 1. Com uma expiração, arredonde a coluna, começando com a cabeça, depois a nuca, a região dorsal, até a lombar. As costas se elevam até sua extensão máxima, formando um arco.

Posição 2. Com uma inspiração, arqueie as costas para baixo, a partir do cóccix, e transmita o movimento para toda coluna vertebral até chegar à cabeça, que se eleva sem encurtar a nuca. Braços e pernas permanecem imóveis. Continue o exercício lentamente, alternando as duas posições.

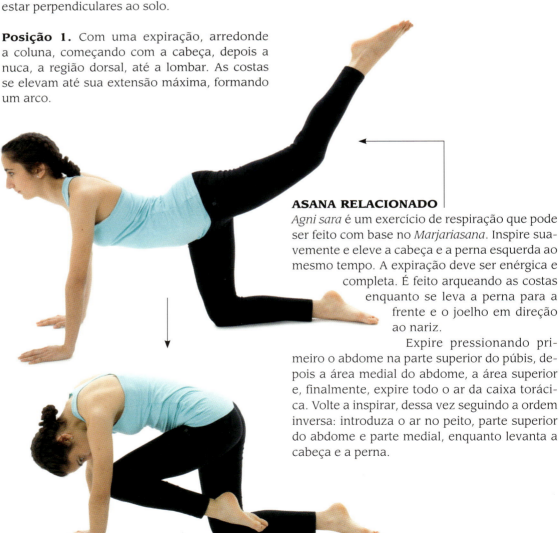

ASANA RELACIONADO
Agni sara é um exercício de respiração que pode ser feito com base no *Marjariasana*. Inspire suavemente e eleve a cabeça e a perna esquerda ao mesmo tempo. A expiração deve ser enérgica e completa. É feito arqueando as costas enquanto se leva a perna para a frente e o joelho em direção ao nariz.

Expire pressionando primeiro o abdome na parte superior do púbis, depois a área medial do abdome, a área superior e, finalmente, expire todo o ar da caixa torácica. Volte a inspirar, dessa vez seguindo a ordem inversa: introduza o ar no peito, parte superior do abdome e parte medial, enquanto levanta a cabeça e a perna.

ASANAS BÁSICOS: *Marjariasana* 57

A prática de *Marjariasana* favorece a coordenação dos movimentos e estimula a passagem de energia por toda a coluna vertebral. Ativam-se, principalmente, os *chakras Manipura e Anahata*.

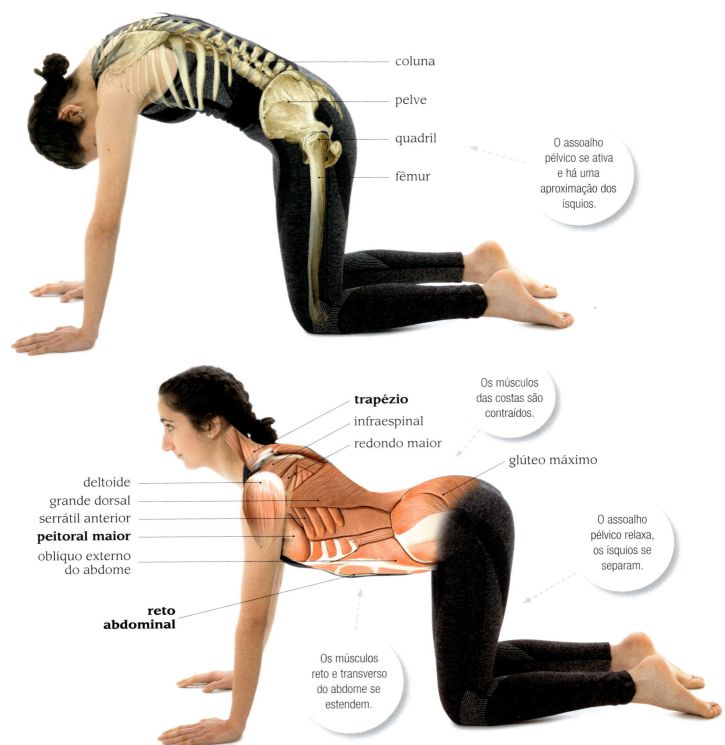

ASANAS BÁSICOS

Adho Mukha Svanasana

Adho Mukha significa "cabeça para baixo"; *svana* é "cachorro". Este asana evoca a posição de um cão quando se alonga.

BENEFÍCIOS

- **Estimulante**, reduz a fadiga.
- **Aumenta** o fluxo sanguíneo para a cabeça.
- **Fortalece** os músculos dos braços, pernas e costas.

CONTRAINDICAÇÕES

- **Hipertensão** arterial.
- **Inflamação** de joelhos, ombros ou punhos.

CLASSIFICAÇÃO
Postura simétrica, semi-invertida.

TÉCNICA
Comece na mesma posição que *Marjariasana*. Coloque os joelhos um pouco para atrás da articulação do quadril e as mãos na altura dos ombros, com os dedos abertos. Fique nas pontas dos pés e, pressionando as mãos contra o chão, desdobre os joelhos e projete a pelve para trás e para cima. Mova o peso do corpo para as solas dos pés e estenda as pernas empurrando os calcanhares em direção ao chão. O braço fica em rotação externa. O corpo deve formar um triângulo.

CONTRAPOSTURA
Bhujangasana.

ADAPTAÇÕES
Em caso de tensão nos isquiotibiais ou de pouca flexibilidade, pode-se realizar a postura com os joelhos flexionados.
Acompanhamento suave do reposicionamento postural.

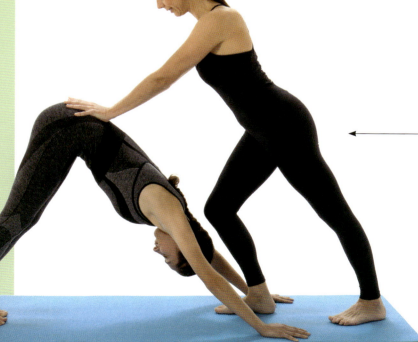

ASANAS BÁSICOS: *Adho Mukha Svanasana*

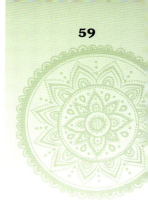

Em *Adho Mukha*, a energia flui da base da coluna até a cabeça. Ativação de *Manipura Chakra*.

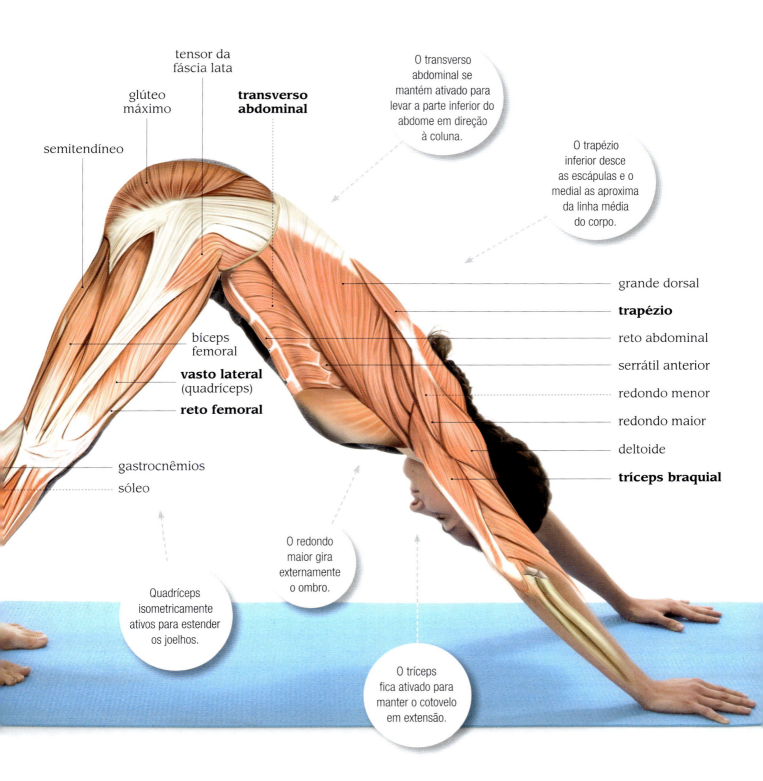

- semitendíneo
- glúteo máximo
- tensor da fáscia lata
- **transverso abdominal**
- bíceps femoral
- **vasto lateral** (quadríceps)
- **reto femoral**
- gastrocnêmios
- sóleo
- grande dorsal
- **trapézio**
- reto abdominal
- serrátil anterior
- redondo menor
- redondo maior
- deltoide
- **tríceps braquial**

O transverso abdominal se mantém ativado para levar a parte inferior do abdome em direção à coluna.

O trapézio inferior desce as escápulas e o medial as aproxima da linha média do corpo.

Quadríceps isometricamente ativos para estender os joelhos.

O redondo maior gira externamente o ombro.

O tríceps fica ativado para manter o cotovelo em extensão.

Asanas

ASANAS BÁSICOS

Virabhadrasana I e II

Virabhadra é um herói que, de acordo com uma lenda mítica, o deus Shiva criou a partir de um cabelo de sua cabeça (poema "Kumara Sambhava"). Há três posturas do guerreiro que são dedicadas a Virabhadra.

BENEFÍCIOS

- **Fortalecem** as articulações de joelhos e quadril, e a musculatura de pés e pernas.
- **Desenvolvem** o equilíbrio.
- **Aliviam** a rigidez dos ombros e das costas.
- **Aumentam** a capacidade respiratória.

CONTRAINDICAÇÕES

- **Lesões** nas costas ou problemas cardíacos: é preferível praticar a postura II.

CLASSIFICAÇÃO

Virabhadrasana I: postura básica de equilíbrio, assimétrica de extensão.

Virabhadrasana II: postura básica, assimétrica de força.

TÉCNICA

***Virabhadrasana* I:** comece em *Tadasana*. Dê um passo à frente e flexione a perna que está na frente, até a coxa estar paralela ao chão. Gire o pé de trás em 45º para fora. O joelho flexionado não deve exceder a vertical do tornozelo, ficando alinhado com os segundo e terceiro dedos. Levante e estenda os braços acima da cabeça, com as palmas das mãos unidas. Olhe para cima. Desfaça a postura e repita com o lado oposto.

***Virabhadrasana* II:** em posição *Tadasana*, afaste as pernas lateralmente, gire o pé, a perna e o quadril direitos a 90º, enquanto o pé esquerdo gira 45º. Flexione o joelho direito sem ultrapassar o tornozelo. Estenda os braços lateralmente, as pontas dos dedos devem estar na altura dos ombros. Gire a cabeça para o lado direito, olhando para as pontas dos dedos. Para fazer o lado oposto, retorne à posição com as pernas afastadas e os pés paralelos e faça igual do lado esquerdo.

ADAPTAÇÕES

Variação de *Virabhadrasana* I. Se houver muita tensão nos ombros e na cervical, o asana pode ser praticado com os braços paralelos e os olhos voltados à frente.

Uma variação mais simples seria colocar as mãos no quadril.

Virabhadrasana nos dá um sentimento de força interior e beleza. Além disso, como um herói, as duas posturas nos ajudam a descobrir nossa confiança em nós mesmos e nossa coragem. Esses asanas estimulam Anahata Chakra.

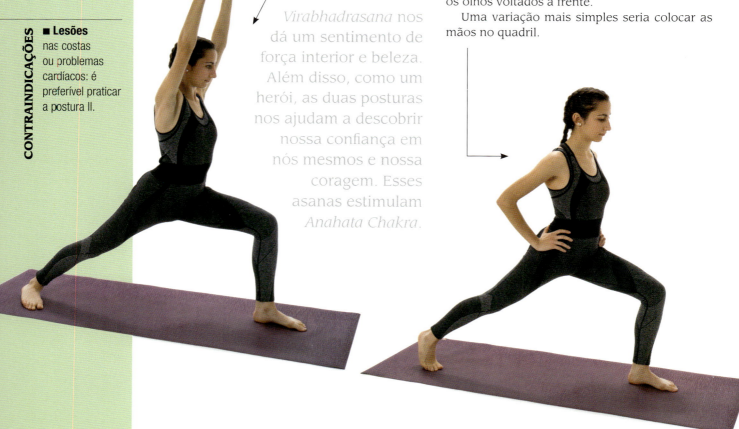

ASANAS BÁSICOS: *Virabhadrasana* I e II 61

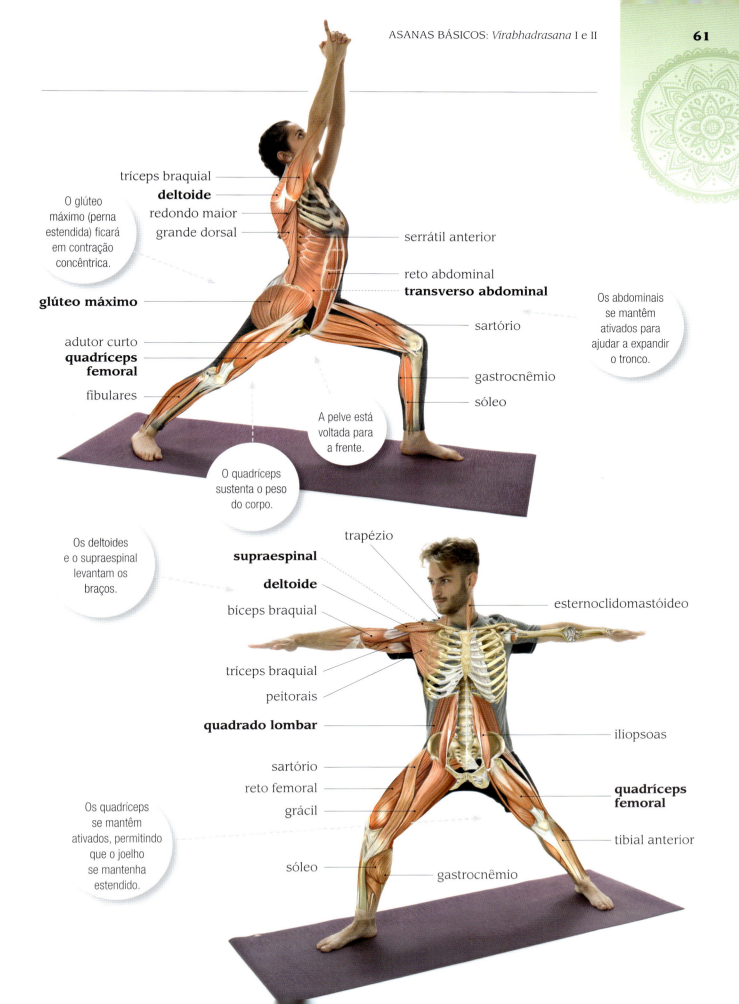

ASANAS BÁSICOS

Virabhadrasana III

Esta postura, como as anteriores, também é dedicada ao herói Virabhadra.

BENEFÍCIOS

- **Tonifica** os órgãos abdominais.
- **Fortalece** pés, tornozelos e pernas.
- **Proporciona** agilidade e energia e favorece o equilíbrio físico e mental.
- **Desenvolve** a concentração.

CONTRAINDICAÇÕES

- **Problemas articulares ou osteoartrite** nos pés, pernas, quadril e ombros: praticar com precaução.

CLASSIFICAÇÃO
Postura básica de equilíbrio, assimétrica de extensão.

TÉCNICA
Comece na posição de pernas de *Virabhadrasana* I, incline o tronco para a frente, pouco a pouco, e eleve a perna de trás, levando todo o corpo para a frente. Estenda a perna que permanece apoiada no chão. Estenda também os braços à frente e una as palmas das mãos.

O corpo e a perna elevada devem permanecer paralelos ao solo. A perna levantada gira internamente e a virilha fica virada para baixo. Todo o peso do corpo descansa na sola do pé. Mantenha a postura respirando calmamente e desfaça-a para prosseguir com o lado oposto.

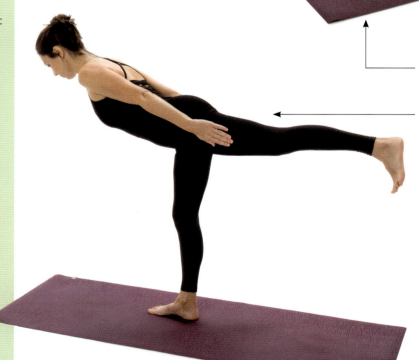

ADAPTAÇÕES
Variação com os braços estendidos e paralelos.

Com osteoartrite ou problemas nos ombros, é preferível realizar a variação com os braços ao longo do corpo. Se não tiver equilíbrio, apoie os braços em uma parede ou no encosto de uma cadeira e, pouco a pouco, avance na postura.

ASANAS BÁSICOS: *Virabhadrasana* III **63**

O tríceps endireita os cotovelos e os deltoides anteriores e mediais levantam os braços. Os músculos eretores da espinha acertam as costas e o quadrado lombar estabiliza o tronco e a pelve.

Virabhadrasana III desenvolve o equilíbrio e a harmonia interior, proporcionando força e segurança. Revitaliza o *Manipura Chakra*.

O glúteo máximo e os isquiotibiais ficam ativos para sustentar a perna elevada.

Os músculos gastrocnêmio, sóleo, isquiotibiais e glúteo máximo estão alongados. O quadríceps fica ativo para endireitar o joelho.

O quadríceps ativo mantém o joelho estendido.

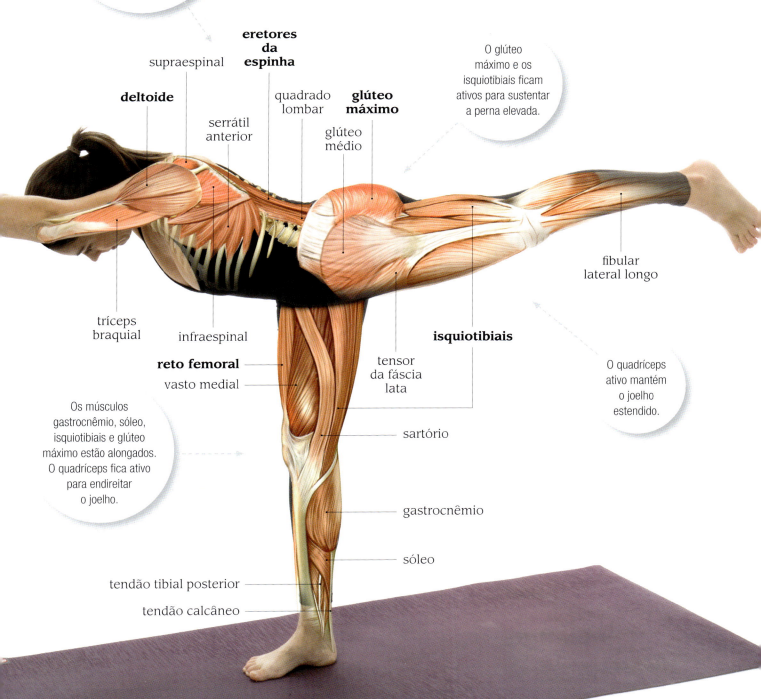

- **deltoide**
- supraespinal
- **eretores da espinha**
- quadrado lombar
- **glúteo máximo**
- serrátil anterior
- glúteo médio
- tríceps braquial
- infraespinal
- **reto femoral**
- vasto medial
- tensor da fáscia lata
- **isquiotibiais**
- fibular lateral longo
- sartório
- gastrocnêmio
- sóleo
- tendão tibial posterior
- tendão calcâneo

Asanas

ASANAS BÁSICOS

Malasana

Mala significa "guirlanda". É a postura da guirlanda, uma vez que os braços formam uma coroa que parece estar pendurada no pescoço. Este asana evoca a oferta do ser interior, além de ser uma boa preparação para a meditação.

BENEFÍCIOS

■ **Tonifica** os órgãos abdominais, estimula a digestão e alivia a constipação.

■ **Alivia** dores nas costas.

■ **Favorece o alongamento** da lombar, da pelve e do assoalho pélvico. Com os pés separados, é bastante adequada para as gestantes.

■ **Acalma** o sistema nervoso.

CONTRAINDICAÇÕES

■ **Problemas** no quadril, nos joelhos e nos ombros.

CLASSIFICAÇÃO
Postura básica de cócoras, simétrica.

TÉCNICA
Comece na posição de cócoras, junte os pés com as plantas apoiadas no chão. Eleve os glúteos e mantenha o equilíbrio. Afaste as pernas e mova o tronco para a frente, as axilas passam por cima dos joelhos. Segure a parte posterior dos tornozelos com as mãos, enquanto a cabeça desce para o chão até se apoiar. Mantenha a posição por alguns minutos. Para desfazê-la, coloque as mãos no chão, debaixo dos ombros, e com uma inspiração levante lentamente a cabeça.

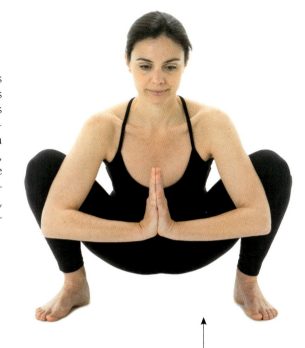

ASANA RELACIONADO
Upavesasana é um asana relacionado a *Malasana*. Para praticá-lo, posicione-se de cócoras, com os pés separados e os cotovelos apoiados na parte interna dos joelhos, as mãos se unem em *namaste*. Pressione os joelhos levemente para fora com os cotovelos, pois dessa forma o quadril "se abre". Postura muito adequada para mulheres grávidas.

No caso de tendão calcâneo curto, pode-se colocar um suporte sob os calcanhares.

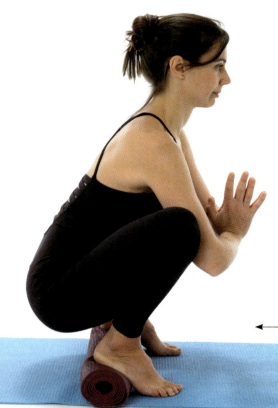

ASANAS BÁSICOS: *Malasana*

Malasana afeta e estimula a abertura de *Muladhara Chakra* e revigora *Svadisthana Chakra*. Isso traz estabilidade interior, equilíbrio e segurança em si mesmo.

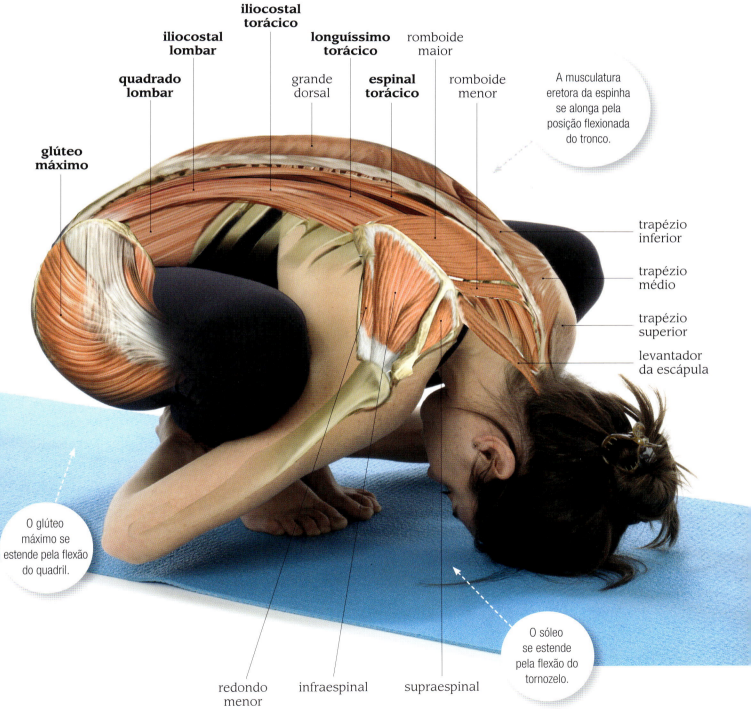

- **iliocostal torácico**
- **iliocostal lombar**
- **longuíssimo torácico**
- romboide maior
- **quadrado lombar**
- grande dorsal
- **espinal torácico**
- romboide menor
- **glúteo máximo**
- trapézio inferior
- trapézio médio
- trapézio superior
- levantador da escápula
- redondo menor
- infraespinal
- supraespinal

A musculatura eretora da espinha se alonga pela posição flexionada do tronco.

O glúteo máximo se estende pela flexão do quadril.

O sóleo se estende pela flexão do tornozelo.

Asanas

ASANAS BÁSICOS

Utkatasana

Utkata significa "poder", "ferocidade", "coragem". Também é chamado postura da cadeira, uma vez que é como se sentar em uma cadeira. É uma postura que traz força e estabilidade.

BENEFÍCIOS

■ **Fortalece** os músculos das pernas e os tornozelos.

■ **Corrige** posturas inadequadas das pernas, pequenas deformações.

■ **Tonifica** os órgãos abdominais e expande o tórax, aumentando a capacidade torácica.

■ **Desenvolve** a estabilidade, o equilíbrio e a força.

■ **Estimula** a circulação sanguínea.

CONTRAINDICAÇÕES

■ **Fraqueza nos joelhos**, embora a prática constante e suave do asana possa fortalecê-los.

■ **Ciática** e problemas na lombar, praticá-lo com precaução se apoiando em uma parede.

CLASSIFICAÇÃO
Postura de força, simétrica de pé.

TÉCNICA
Comece em *Tadasana*. Com uma inspiração, eleve os braços acima da cabeça e una as palmas das mãos. Pode fazer *Ksepana mudra*. Observe como os ombros descem e o tórax se expande. Com uma expiração, os joelhos se flexionam e o tronco se abaixa, levando a pelve para baixo. Para que os pés e os joelhos permaneçam paralelos, pressione os calcanhares contra o chão, colocando o peso sobre eles. A coluna se alonga e, a cada inspiração, observe a expansão do tórax. Os ombros devem estar para baixo e para trás, o corpo não deve se inclinar para a frente.

Para abandonar a postura, com uma inspiração, estenda lentamente as pernas, abaixe os braços e retorne à postura de *Tadasana*. Observe por alguns instantes as sensações que este asana traz.

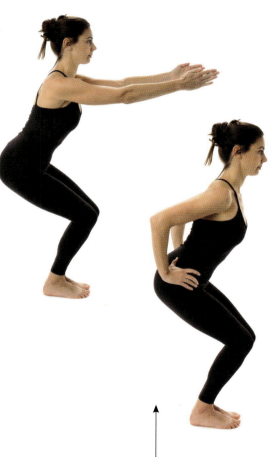

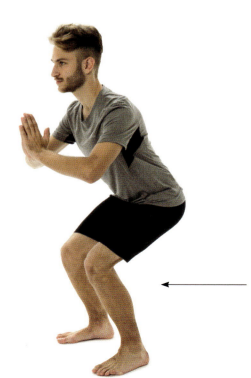

ADAPTAÇÕES
Este asana pode ser praticado com diferentes adaptações. Para pessoas com pouca estabilidade ou equilíbrio, recomenda-se apoiar em uma parede. Além disso, se houver falta de equilíbrio ou fraqueza nos ombros e nos músculos do pescoço, pode estender os braços para a frente. No caso anterior, para intensificar a abertura torácica, os braços podem descansar na cintura. Esta última variação será praticada se houver desconforto nas costas e nos braços.

VARIAÇÃO
Uma possibilidade seria a postura de *Urvasana*. Partindo de *Samasthiti*, com os pés separados, abaixamos o tronco da mesma forma que *Utkatasana*. Variação recomendada para fortalecer as pernas e para mulheres grávidas.

ASANAS BÁSICOS: *Utkatasana*

67

Este asana nos dá firmeza, estabilidade, segurança emocional e solidez mental. Enraíza-nos no chão e eleva-nos ao ar, ativando principalmente *Anahata Chakra*. A energia flui equitativamente entre os dois lados do corpo.

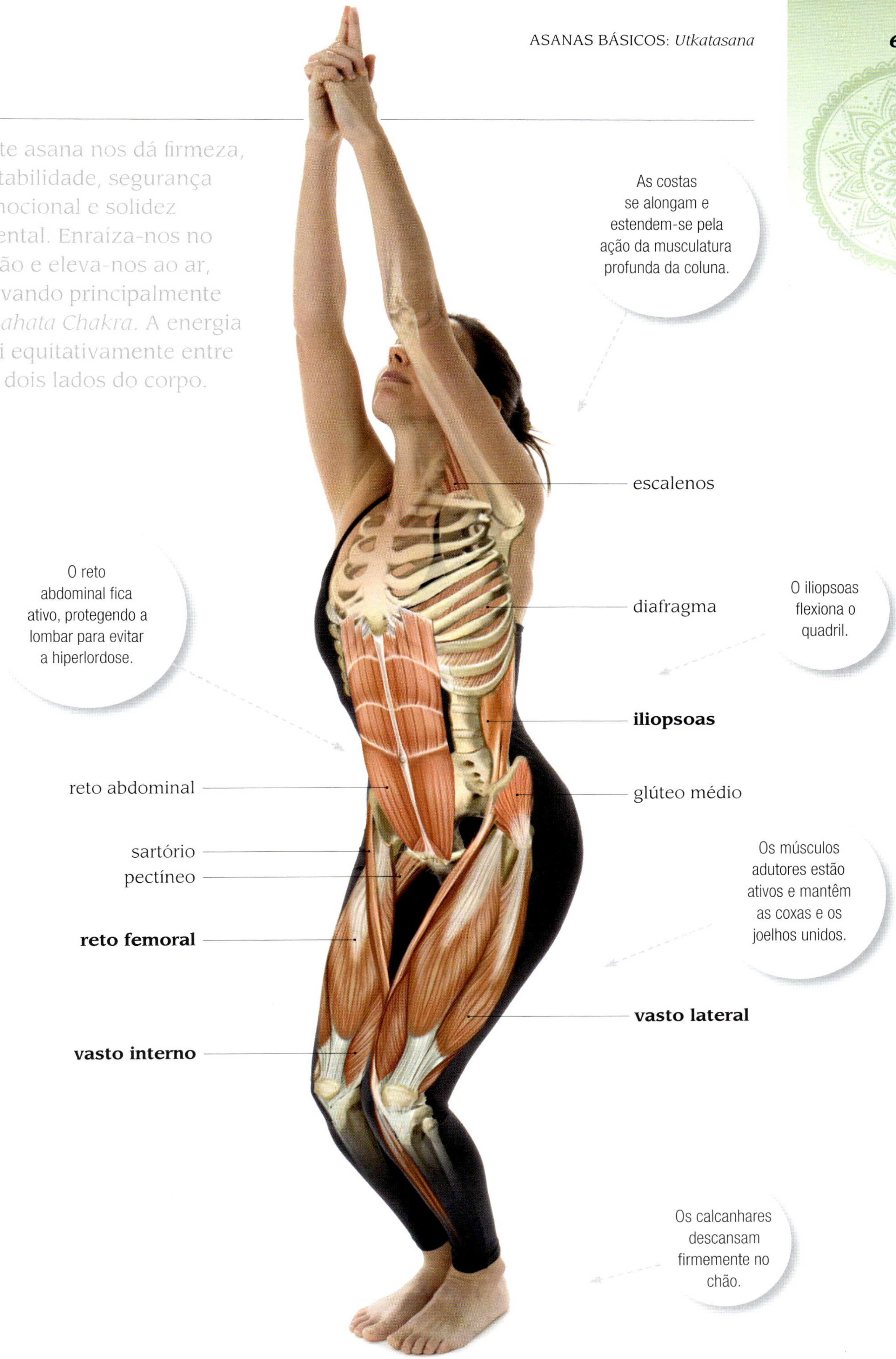

As costas se alongam e estendem-se pela ação da musculatura profunda da coluna.

escalenos

O reto abdominal fica ativo, protegendo a lombar para evitar a hiperlordose.

diafragma

O iliopsoas flexiona o quadril.

iliopsoas

reto abdominal

glúteo médio

sartório

pectíneo

Os músculos adutores estão ativos e mantêm as coxas e os joelhos unidos.

reto femoral

vasto lateral

vasto interno

Os calcanhares descansam firmemente no chão.

Asanas

ASANAS DE FORÇA

Navasana

Nava significa "navio", "barco". É conhecido como a postura do barco, uma vez que o corpo fica na forma de um barco com remos. É um asana que traz energia, equilíbrio e vigor.

BENEFÍCIOS

- **Fortalece** a musculatura de costas, abdome, pescoço, virilha e quadríceps.

- **Estimula** o sistema digestivo (intestinos, vesícula, baço, fígado), beneficiando a digestão. Tonifica os rins.

- **Melhora** a circulação sanguínea, tonifica o coração.

- **Favorece** o equilíbrio e reduz a tensão.

CONTRAINDICAÇÕES

- **Inflamação** ou hérnia nas virilhas ou no abdome.

- **Gravidez.**

- **Problemas** na região lombar.

CLASSIFICAÇÃO
Postura de força, simétrica, de flexão de tronco com equilíbrio.

TÉCNICA
Comece na posição sentada com as pernas flexionadas. Mova o peso do corpo para o cóccix, de modo que fique distribuído entre ele e os ísquios. Sustente um momento com as mãos nos joelhos e, levantando o tórax, estenda as pernas. As pernas e o corpo devem formar um ângulo de aproximadamente 90°. Os braços ficam estendidos na lateral, paralelamente ao chão, com as palmas das mãos voltadas para os joelhos. A postura é mantida elevando o esterno, e as costas devem permanecer retas. Tome consciência do asana.

Desfaça a postura flexionando as pernas e colocando os pés de volta no chão.

CONTRAPOSTURA
Pranatasana.

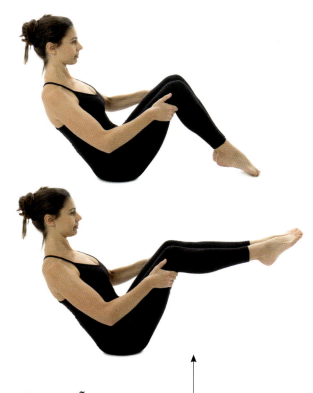

ADAPTAÇÕES
A fim de progredir na postura, pode-se começar apoiando ligeiramente as pontas dos pés no chão, enquanto elevamos as costas. Em um segundo movimento, tire os pés do chão e levante as pernas para que as panturrilhas fiquem paralelas ao chão.

Se observar falta de equilíbrio, pode-se apoiar alternadamente as mãos no chão.

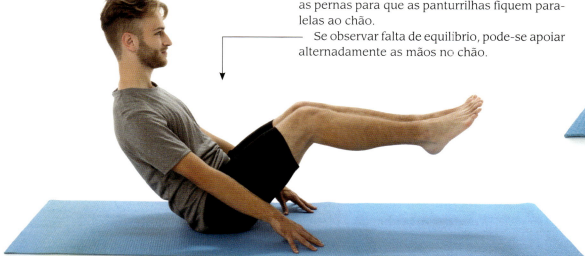

ASANAS DE FORÇA: *Navasana* 69

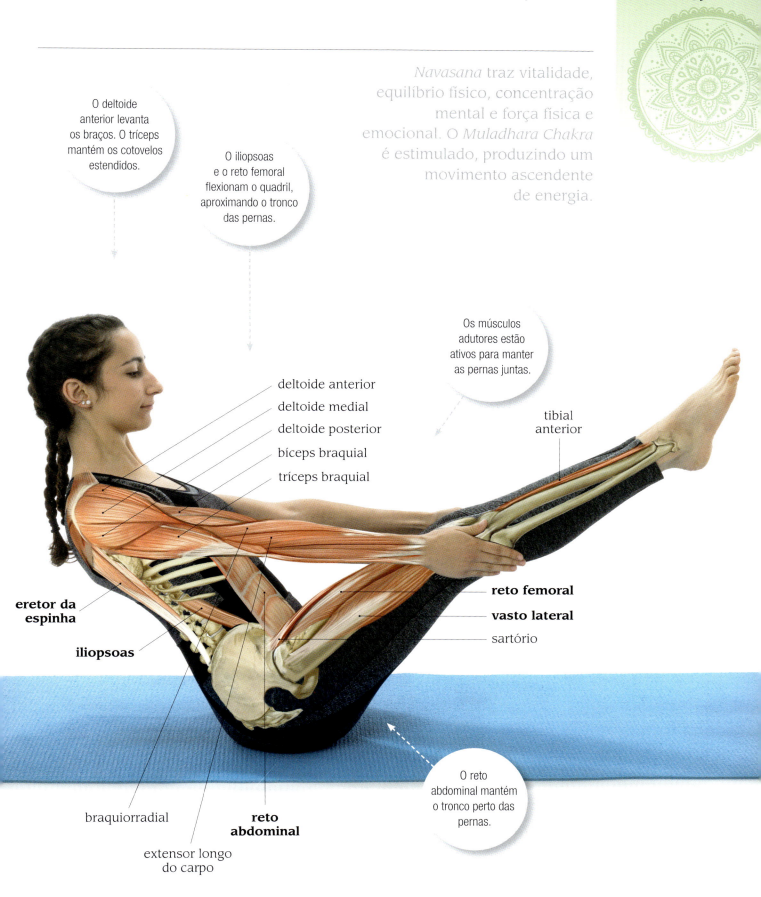

O deltoide anterior levanta os braços. O tríceps mantém os cotovelos estendidos.

O iliopsoas e o reto femoral flexionam o quadril, aproximando o tronco das pernas.

Navasana traz vitalidade, equilíbrio físico, concentração mental e força física e emocional. O *Muladhara Chakra* é estimulado, produzindo um movimento ascendente de energia.

Os músculos adutores estão ativos para manter as pernas juntas.

O reto abdominal mantém o tronco perto das pernas.

- deltoide anterior
- deltoide medial
- deltoide posterior
- bíceps braquial
- tríceps braquial
- tibial anterior
- **reto femoral**
- **vasto lateral**
- sartório
- **eretor da espinha**
- **iliopsoas**
- braquiorradial
- **reto abdominal**
- extensor longo do carpo

Asanas

ASANAS DE FORÇA

Vasishtasana

Vasishta refere-se a um dos sete grandes sábios, autor de vários hinos védicos; este asana é dedicado a ele. O nome *Vashista* significa "o mais exaltado", "o melhor".

CLASSIFICAÇÃO
Asana de força, assimétrico, lateral de equilíbrio.

TÉCNICA
Posicione-se com as palmas das mãos no chão e as pernas estendidas. Gire todo o corpo lateralmente, de modo que a palma da mão direita e a parte externa do pé direito fiquem apoiados; o pé esquerdo repousa sobre o direito. Eleve o braço esquerdo verticalmente, até que esteja alinhado com o braço direito; a coluna e as pernas também permanecem em um único plano e alinhadas entre si. Mantenha a postura por algumas respirações e desfaça. Repita do lado oposto.

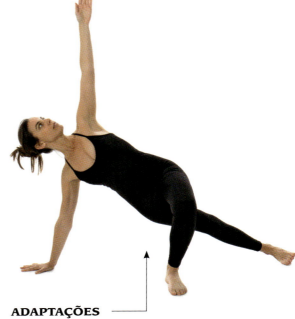

ADAPTAÇÕES
Na falta de equilíbrio, apoie com a outra perna, passando-a na frente e colocando a planta do pé no chão. Também pode se apoiar em uma parede.

VARIAÇÃO
Realize a postura com o braço apoiado no corpo.
Outra variação mais avançada é flexionar a parte superior da perna e segurar o joelho com a mão. Vire a cabeça e olhe para cima.

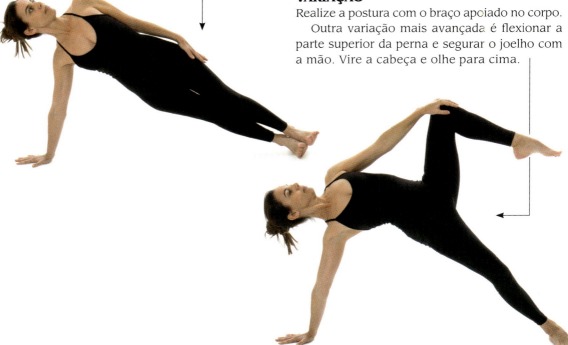

BENEFÍCIOS

■ **Fortalece** punhos, braços, ombros e pernas.

■ **Fortalece** os músculos responsáveis por manter o corpo ereto.

■ **Desenvolve e aperfeiçoa** o equilíbrio e cria consciência do plano lateral.

■ **Estimula** a circulação sanguínea e a respiração.

CONTRAINDICAÇÕES

■ **Inflamação** nas articulações dos braços e ombros.

■ **Doenças** nas costas.

■ **Fraqueza geral.**

ASANAS DE FORÇA: *Vasishtasana*

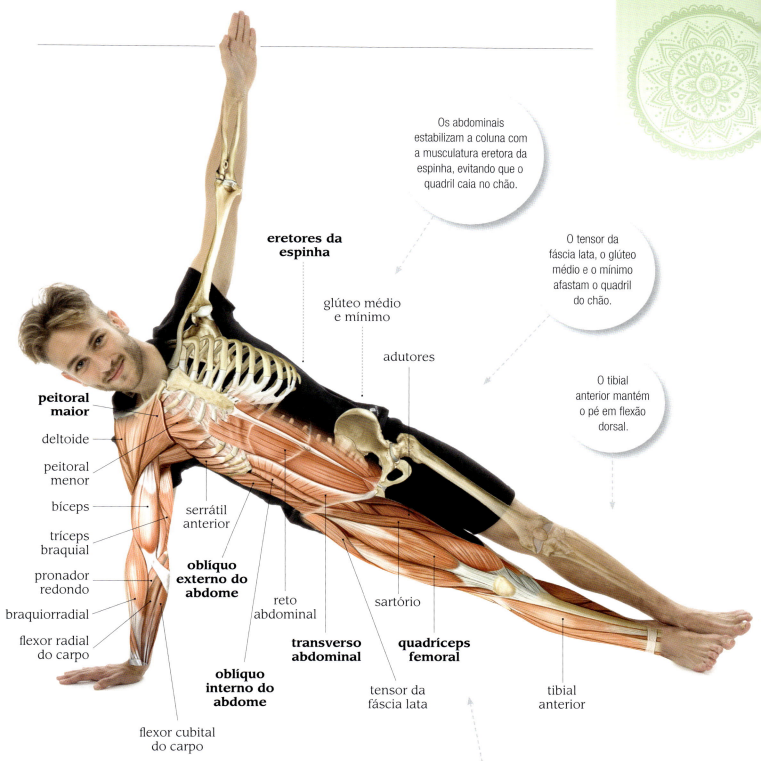

Os abdominais estabilizam a coluna com a musculatura eretora da espinha, evitando que o quadril caia no chão.

O tensor da fáscia lata, o glúteo médio e o mínimo afastam o quadril do chão.

O tibial anterior mantém o pé em flexão dorsal.

Os quadríceps ficam ativos para endireitar os joelhos; os adutores, para manter as pernas unidas.

eretores da espinha
glúteo médio e mínimo
adutores

peitoral maior
deltoide
peitoral menor
bíceps
tríceps braquial
pronador redondo
braquiorradial
flexor radial do carpo
serrátil anterior
oblíquo externo do abdome
reto abdominal
oblíquo interno do abdome
flexor cubital do carpo
transverso abdominal
tensor da fáscia lata
sartório
quadríceps femoral
tibial anterior

Vasishtasana favorece o equilíbrio mental e emocional, contribuindo para aumentar nossa força interior. Também dá uma sensação de controle da mente sobre o corpo. Com isso, trabalhamos *Manipura Chakra*.

Asanas

ASANAS DE FORÇA

Chaturanga Dandasana

Chatu significa "quatro", *anga* é "membro" ou "extremidade", e *danda*, "bastão" ou "vara". É a postura do bastão em quatro membros.

BENEFÍCIOS

- **Reforça** a musculatura das costas e do abdome.
- **Fortalece** os braços, os punhos e os ombros.
- **Desenvolve** os músculos do tórax.
- **Tonifica** os órgãos abdominais
- **Aumenta** a resistência física.

CONTRAINDICAÇÕES

- **Fraqueza geral** ou em recuperação de uma doença.
- **Lesões** nos punhos, braços ou ombros.

CLASSIFICAÇÃO
Postura de força, simétrica.

TÉCNICA
Posicione-se em *Advasana*, com as palmas das mãos no chão e alinhadas com os ombros, una os pés e estenda os braços completamente até ficarem na forma de tábua. Flexione os braços pouco a pouco até o corpo estar paralelo ao chão. Os cotovelos devem permanecer próximos ao corpo. Se quiser acentuar a postura, leve suavemente o corpo para a frente até que os pés estejam apoiados no chão com a parte superior dos dedos. Permaneça alguns segundos nessa posição com o corpo rígido como um bastão. Desfaça a postura. Pode repeti-la algumas vezes.

ASANAS RELACIONADOS
Chatuspadasana, ou postura dos quatro apoios, é um asana relacionado. Seria o ponto de partida do *Chaturanga Dandasana*. Neste asana, a pelve não deve ser deixada "para baixo" nem "para cima". As palmas das mãos pressionam contra o chão.

VARIAÇÃO
Com os joelhos apoiados no chão e os cotovelos flexionados.

Chaturanga Dandasana é um asana que aumenta a energia e traz força interna. Desenvolve a autoestima. Estimula *Manipura Chakra* e *Anahata Chakra*.

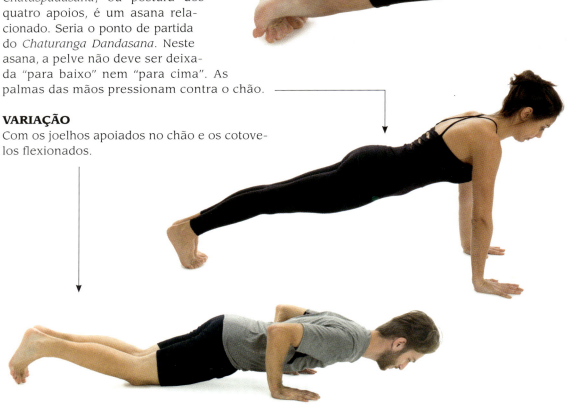

ASANAS DE FORÇA: *Chaturanga Dandasana*   **73**

O serrátil anterior mantém a escápula ligada à caixa torácica.

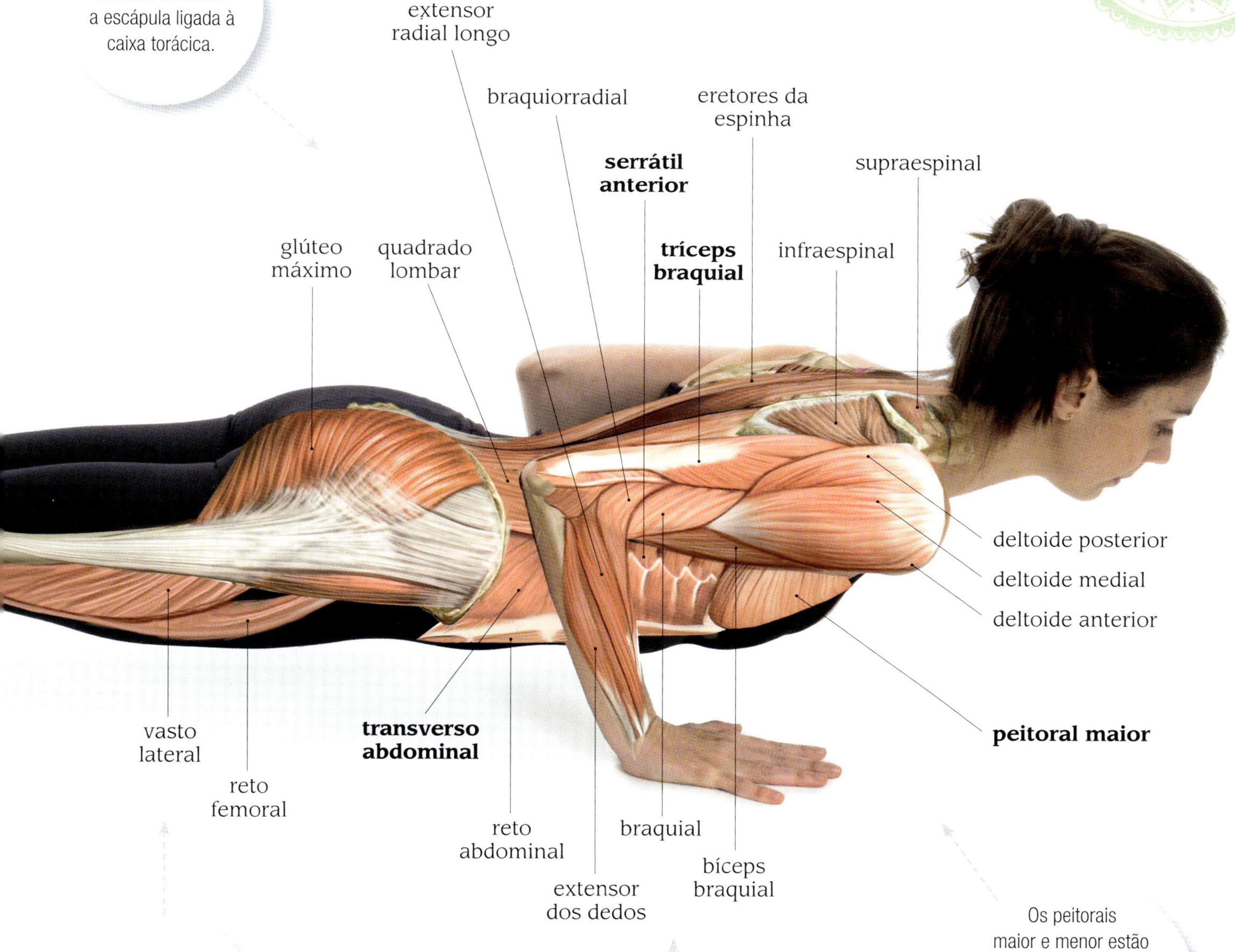

extensor radial longo

braquiorradial

eretores da espinha

serrátil anterior

supraespinal

glúteo máximo

quadrado lombar

tríceps braquial

infraespinal

deltoide posterior

deltoide medial

deltoide anterior

vasto lateral

reto femoral

transverso abdominal

peitoral maior

reto abdominal

braquial

extensor dos dedos

bíceps braquial

O quadríceps mantém os joelhos estendidos.

O trabalho realizado pelos músculos eretores do tronco, quadrado lombar e abdominais estabiliza a coluna vertebral.

Os peitorais maior e menor estão ativos, sustentando o peso do corpo, enquanto o tríceps e o bíceps trabalham juntos para estabilizar o cotovelo.

Asanas

ASANAS DE EQUILÍBRIO

Vrikasana

Vrika significa "árvore"; é a postura da árvore. Este asana enraíza firmemente na terra, ao mesmo tempo que eleva ao céu; evoca uma árvore, cujas raízes penetram no chão enquanto seus galhos crescem para cima.

BENEFÍCIOS

■ **Fortalece e tonifica** os pés e a musculatura das pernas.

■ **Desenvolve** o equilíbrio e a concentração.

■ **Aumenta** a resistência física.

CONTRAINDICAÇÕES

■ **Falta de equilíbrio:** pratique próximo a uma parede ou com respaldo de uma cadeira.

■ **Problemas articulares** nos pés ou pernas: pratique com precaução.

■ **Artrose** nos ombros: é preferível não elevar os braços.

CLASSIFICAÇÃO
Postura de equilíbrio, assimétrica, de pé.

TÉCNICA
Comece em *Tadasana* e tome consciência do peso dos pés no solo. Pouco a pouco, desloque o peso para o pé esquerdo, flexione o joelho da perna direita, gire a perna para fora pela articulação do quadril e coloque o pé na posição de lótus; se não houver flexibilidade suficiente, coloque o pé na parte interna da coxa esquerda, perto da virilha. Os dedos dos pés apontam para o chão. Mantenha o olhar fixo em um ponto, na altura dos olhos, para ter equilíbrio. Una as mãos e, com uma inspiração, eleve os braços acima da cabeça. Mantenha a posição o tempo que for confortável e depois desfaça-a na direção oposta. Repita com o outro lado.

VARIAÇÕES
Na variação mais suave, coloque o pé na parte interna da coxa, com os dedos apontando para o chão.

Há outra variação com as mãos em *namaste*, em frente ao peito, o que dá maior estabilidade. Se for difícil manter o equilíbrio, pode colocar o pé perto do chão, com os dedos apoiados, ou avançar na postura perto de um suporte sólido (uma parede, uma cadeira, etc.).

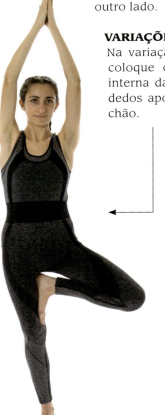

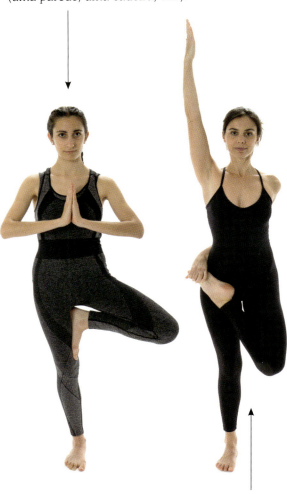

Uma posição mais avançada pede para colocar o pé acima da parte oposta do quadril, em lótus. Coloque o braço atrás das costas e segure o pé com a mão. O outro braço permanece estendido acima. Não pratique se tiver problema no menisco.

ASANAS DE EQUILÍBRIO: *Vrikasana*

75

Vrikasana desenvolve o equilíbrio interno e a serenidade. Sua prática é calmante em um nível psíquico. Ativa o *Muladhara Chakra*, e a energia flui entre os três *chakras* inferiores (*Muladhara*, *Svanisthana* e *Manipura*).

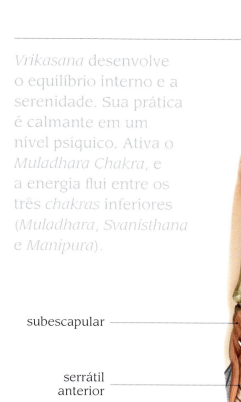

O tríceps mantém a articulação do cotovelo estendida.

Os deltoides estão ativos para manter a flexão do ombro.

Os eretores da espinha e o quadrado lombar são responsáveis por endireitar a coluna.

O glúteo máximo está ativo com os iliopsoas para estabilizar o quadril.

O quadríceps permanece ativo para endireitar o joelho.

- tríceps braquial
- deltoide anterior
- peitoral menor
- peitoral maior
- grande dorsal
- **eretores da espinha**
- transverso abdominal
- reto abdominal
- **glúteo máximo**
- tensor da fáscia lata
- **reto femoral**
- **vasto lateral**
- **vasto medial**
- tibial anterior
- fibular longo

- subescapular
- serrátil anterior
- **quadrado lombar**
- iliopsoas
- grácil
- adutor magno
- sartório

Asanas

ASANAS DE EQUILÍBRIO

Garudasana

Garuda significa "águia" ou "rei dos pássaros". *Garuda* também representa o veículo de corpo dourado do deus Vishnu. Este asana proporciona equilíbrio e, ao mesmo tempo, discernimento e visão nítida e clara como a de uma águia ou um falcão empoleirado em uma rocha.

BENEFÍCIOS

■ **Elimina** a rigidez de ombros, braços e punhos, aumentando sua mobilidade.

■ **Fortalece** a musculatura das pernas.

■ **Tonifica** a área abdominal.

CONTRAINDICAÇÕES

■ **Fraqueza** nos joelhos, ombros e braços.

■ **Vertigem** ou problemas de equilíbrio.

■ **Problemas cardiovasculares:** pratique com prudência.

■ **Gravidez.**

CLASSIFICAÇÃO
Postura de equilíbrio, assimétrica, de pé.

TÉCNICA
Comece em *Tadasana*. Flexione o joelho direito, tomando consciência do apoio das plantas dos pés no chão. Mova o peso para a perna esquerda e eleve a direita. "Enrole" a perna direita sobre a esquerda para que a parte de trás da perna esteja apoiada na coxa direita. O pé passa por trás e enrola na parte posterior, o dedo toca a parte interior do tornozelo oposto. Enrole os braços na frente do corpo (enlaçando-se), o braço direito sobre o esquerdo, que se enrola nele. Una as mãos. Para desfazer a postura, pode abrir os braços e estendê-los para trás simulando as asas da águia. Repita com o lado oposto.

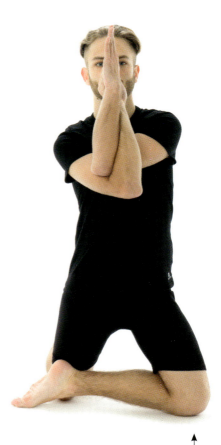

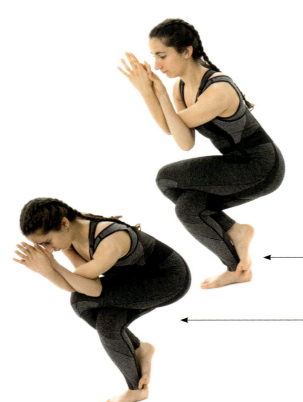

VARIAÇÕES
Variação das pernas, com abertura lateral do quadril. Isso dá mais estabilidade e conexão com a terra.

Nesta posição mais avançada, flexione as articulações do quadril e do joelho enquanto o tronco permanece reto. Exercite a postura com cautela.

Com esta outra variação, aprofunde no asana. Mantendo a coluna reta, aproxime os cotovelos dos joelhos. O polegar fica em *Ajna Chakra*. Permaneça assim por um curto período. Não é adequada para aqueles que têm problemas cardiovasculares.

ASANAS DE EQUILÍBRIO: *Garudasana*

77

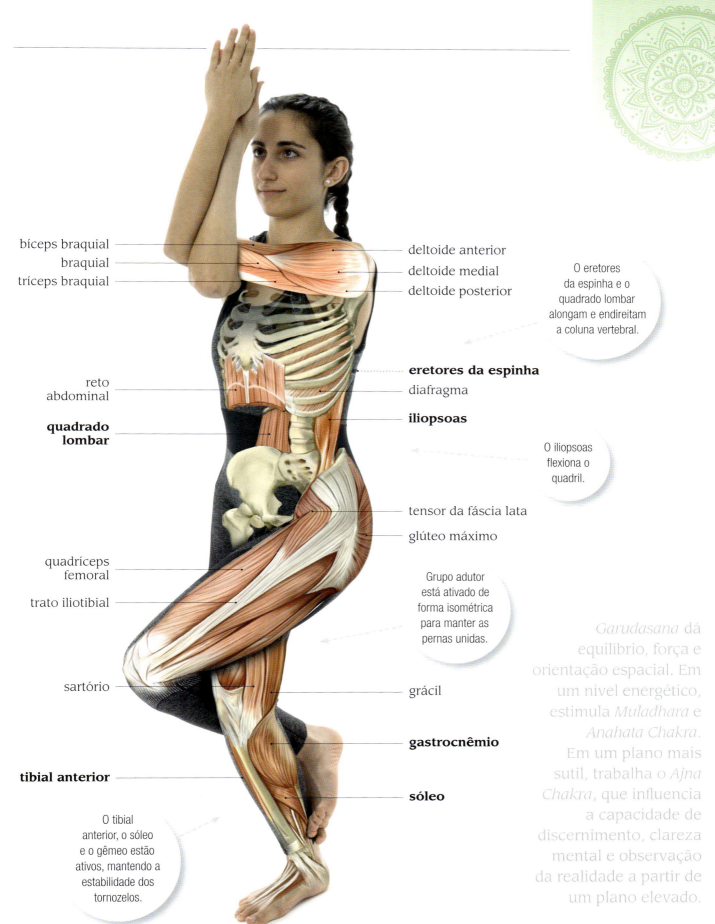

Garudasana dá equilíbrio, força e orientação espacial. Em um nível energético, estimula *Muladhara* e *Anahata Chakra*. Em um plano mais sutil, trabalha o *Ajna Chakra*, que influencia a capacidade de discernimento, clareza mental e observação da realidade a partir de um plano elevado.

Asanas

ASANAS DE INCLINAÇÃO LATERAL E *TRIKONAS*

Parighasana

Parigha se refere à barra transversal que é usada para fechar uma porta. Nesta postura, o corpo adota uma conformação semelhante à dessa barra que fecha uma porta. Simboliza a qualidade de abertura ou fechamento da porta.

BENEFÍCIOS

- **Tonifica** os músculos e os órgãos abdominais.
- **Proporciona flexibilidade** à coluna vertebral e à pelve.
- **Estende e fortalece** os músculos das pernas.
- **Tonifica** os nervos espinhais.

CONTRAINDICAÇÕES

- **Problemas nos joelhos:** coloque uma manta dobrada no solo.
- **Lesões** na lombar.

CLASSIFICAÇÃO
Postura de inclinação lateral, assimétrica, de joelhos.

TÉCNICA
Posicione-se de joelhos no chão. Estenda a perna direita lateralmente, deixando o pé apoiado e voltado para a frente. A perna esquerda permanece perpendicular ao solo. Inspire e abra os braços lateralmente; o braço direito busca a perna direita, enquanto o esquerdo gira e passa por cima da cabeça, primeiro para cima e depois acompanhando a flexão lateral do tronco. Não se deve flexionar o tronco para a frente; as pernas, o tronco, os braços e a cabeça devem estar no mesmo plano. Mantenha a postura por alguns segundos e depois a desfaça. Proceda da mesma forma do lado oposto.

VARIAÇÕES
Variação da inclinação lateral em que se apoia a mão oposta no chão e estende-se o braço seguindo a curvatura natural do tronco.

ASANA RELACIONADO
Nitambasana. Asana de inclinação lateral com os pés juntos. Estenda os braços para cima o máximo possível, fazendo uma retroversão pélvica e flexionando a coluna lateralmente, formando um arco leve. Pode executá-lo com um braço apoiado na lateral do corpo.

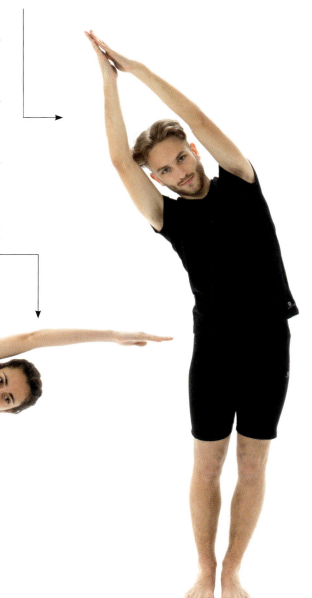

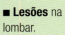

ASANAS DE INCLINAÇÃO LATERAL E *TRIKONAS*: *Parighasana*

Parighasana simboliza a mudança. Esta posição traz adaptação e flexibilidade contra as flutuações da vida. Equilibra a atividade energética dos dois lados do corpo. Existe uma troca energética entre *Manipura* e *Anahata Chakra*.

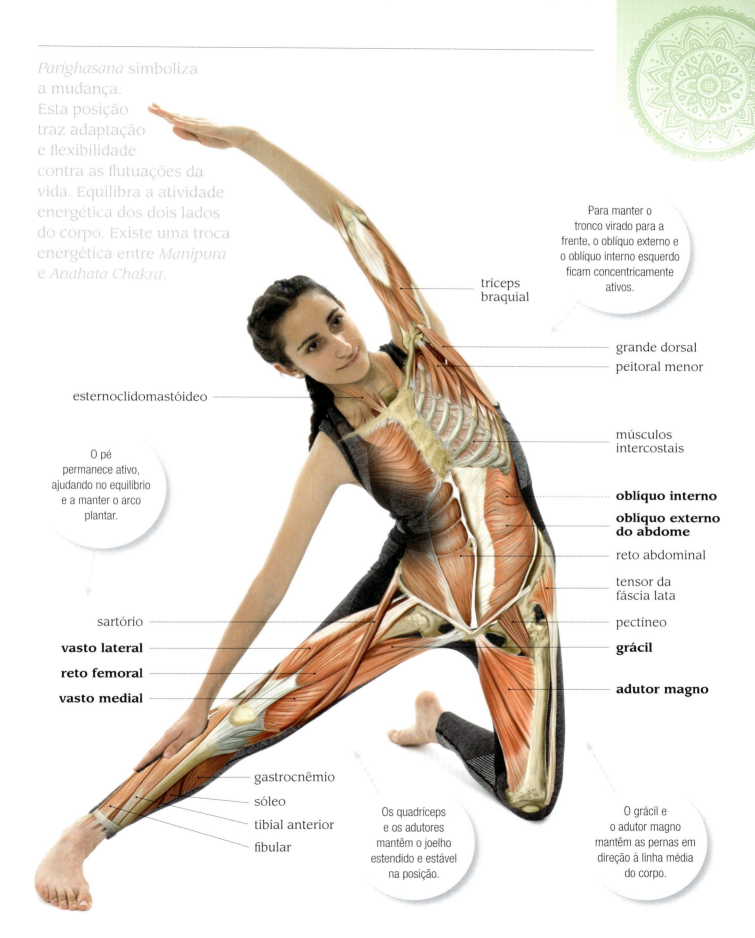

Para manter o tronco virado para a frente, o oblíquo externo e o oblíquo interno esquerdo ficam concentricamente ativos.

- tríceps braquial
- grande dorsal
- peitoral menor
- esternoclidomastóideo
- músculos intercostais
- **oblíquo interno**
- **oblíquo externo do abdome**
- reto abdominal
- tensor da fáscia lata
- pectíneo
- **grácil**
- **adutor magno**
- sartório
- **vasto lateral**
- **reto femoral**
- **vasto medial**
- gastrocnêmio
- sóleo
- tibial anterior
- fibular

O pé permanece ativo, ajudando no equilíbrio e a manter o arco plantar.

Os quadríceps e os adutores mantêm o joelho estendido e estável na posição.

O grácil e o adutor magno mantêm as pernas em direção à linha média do corpo.

Asanas

ASANAS DE INCLINAÇÃO LATERAL E *TRIKONAS*

Utthita Trikonasana

Utthita significa "estendido"; *trikona* é "triângulo". Esta é a postura do triângulo estendido, que evoca a harmonia entre os três planos do ser humano: físico, psíquico e espiritual.

BENEFÍCIOS

- **Fortalece** a musculatura de abdome, pernas e pelve.
- **Aumenta** o alongamento da parte posterior das pernas.
- **Mobiliza** as articulações do quadril.
- **Flexibiliza** a coluna vertebral (é adequada para escoliose).
- **Desenvolve** o equilíbrio.

CONTRAINDICAÇÕES

- **Problemas agudos** na região lombar, vértebras deslocadas ou problemas cervicais.
- **Inflamação** de abdome, hérnia inguinal.

CLASSIFICAÇÃO
Postura de inclinação lateral, assimétrica, de pé.

TÉCNICA
Comece de pé em *Tadasana*. Afaste as pernas lateralmente. Com uma inspiração, levante os braços na altura dos ombros, com as palmas das mãos voltadas para o chão. Gire o pé esquerdo ligeiramente para dentro e o pé direito 90° para a direita. Com uma expiração, flexione o tronco e traga a mão direita para o tornozelo direito. Se for muito flexível, pode apoiar a mão no chão. O braço esquerdo está para cima, com a palma da mão virada para a frente. Vire a cabeça e olhe para a mão esquerda. Na posição final, pernas, tronco, braços e cabeça se encontram no mesmo plano. Mantenha a postura por alguns segundos e, em seguida, desfaça-a; primeiro ative os músculos das pernas, coxas e quadril, e, lentamente, levante o corpo. Também é possível sair da postura flexionando o joelho estendido. Repetimos a postura do lado oposto.

ADAPTAÇÕES
Se tiver pouca flexibilidade, para começar o asana, pode usar um suporte. Se você sofrer de vertigem ou lesões cervicais, será conveniente olhar para a frente.

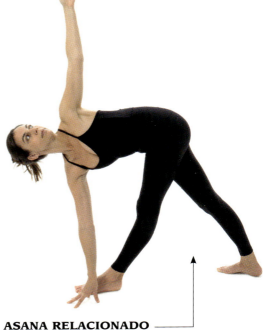

ASANA RELACIONADO
Parivritta Trikonasana significa "triângulo girado para trás" e é um asana de torção relacionado a *Utthita*. Esta postura vai na direção contrária à de *Utthita*. Comece do mesmo jeito, com as pernas separadas, gire os pés, com os braços em cruz, mas volte o corpo para buscar o tornozelo direito (ou o chão) com a mão esquerda. Estenda o braço direito e alinhe-o com o esquerdo. Vire a cabeça gentilmente e olhe para a mão. Esta postura requer força e flexibilidade.

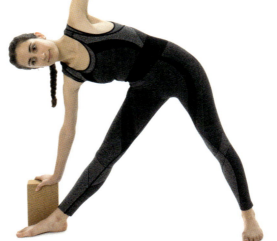

ASANAS DE INCLINAÇÃO LATERAL E *TRIKONAS*: Utthita Trikonasana

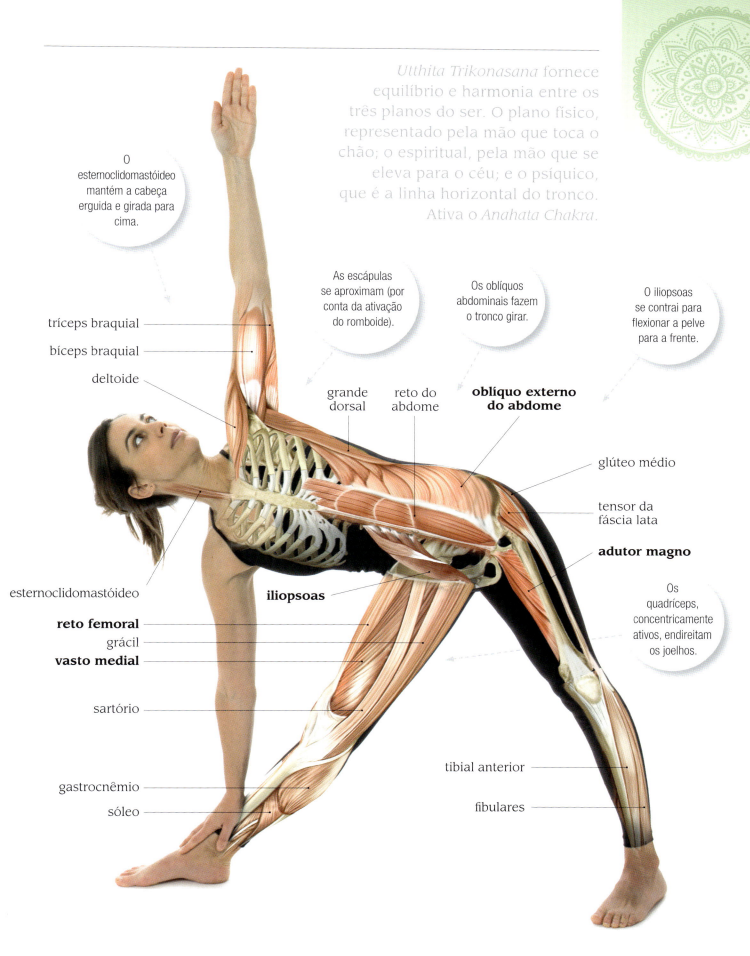

Utthita Trikonasana fornece equilíbrio e harmonia entre os três planos do ser. O plano físico, representado pela mão que toca o chão; o espiritual, pela mão que se eleva para o céu; e o psíquico, que é a linha horizontal do tronco. Ativa o *Anahata Chakra*.

Asanas

ASANAS DE INCLINAÇÃO LATERAL E *TRIKONAS*

Utthita Parsva Konasana

Parsva significa "lado"; *kona* é "ângulo". Seu nome faz referência à posição estendida em ângulo lateral.

BENEFÍCIOS

- **Estende** a lateral com intensidade.
- **Fortalece e alonga** os músculos de pés, pernas, coxas, quadril e tronco.
- **Proporciona força** e resistência.
- **Estimula** os órgãos da cavidade abdominal.

CONTRAINDICAÇÕES

- **Lesões nas costas:** pratique a adaptação.
- **Dor** de cabeça.

CLASSIFICAÇÃO
Postura de inclinação lateral, assimétrica, de pé.

TÉCNICA
Comece em *Tadasana*. Afaste as pernas, gire o pé direito 90° para fora e o esquerdo 45° para a direita. Abra os braços em cruz. Flexione o joelho direito formando um ângulo reto, de modo que fique alinhado com o tornozelo. Incline o tronco até colocar a mão direita no chão, ao lado do pé direito, e estenda o braço esquerdo, paralelamente ao tronco. A palma da mão esquerda deve estar virada para baixo. Gire a cabeça suavemente e olhe para cima. Para desfazer a postura, pode colocar as duas mãos no chão e levantar devagar. Repita com o lado oposto.

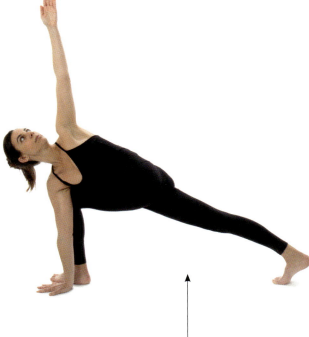

ADAPTAÇÃO
Se não alcançar o chão com as mãos ou tiver alguma doença nas costas, é necessário usar um bloco de cortiça colocado na parte interna do pé direito. O braço pode ser estendido para cima ou em paralelo ao corpo.

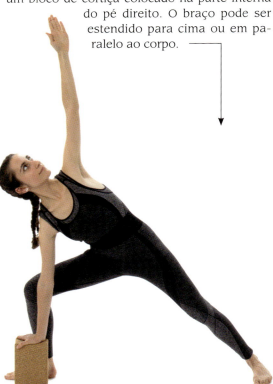

ASANAS RELACIONADOS
Parivritta Parsva Konasana é uma postura de torção relacionada à anterior. É a postura do ângulo lateral torcido. É construída como a anterior, mas se gira o tronco para levar o braço esquerdo acima do joelho direito, a palma da mão esquerda repousa no chão ao lado do pé direito. É uma postura muito mais intensa que *Utthita*.

Esta variação de *Parivritta Parsva Konasana* é um asana de torção, assimétrico, de joelhos. Coloque a mão em *namaste*.

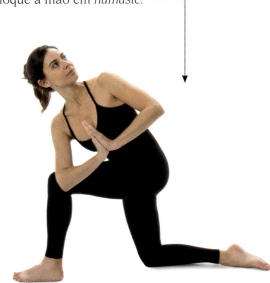

ASANAS DE INCLINAÇÃO LATERAL E *TRIKONAS*: *Utthita Parsva Konasana*

Utthita Parsva Konasana permite a abertura dos canais *Ida* e *Pingala*, o que beneficia o fluxo de energia pelo canal central *Sushumna*. No nível psíquico, traz estabilidade e conexão com nossos lados masculino e feminino, criando um equilíbrio entre as energias dos opostos (Sol/Lua, terra/céu).

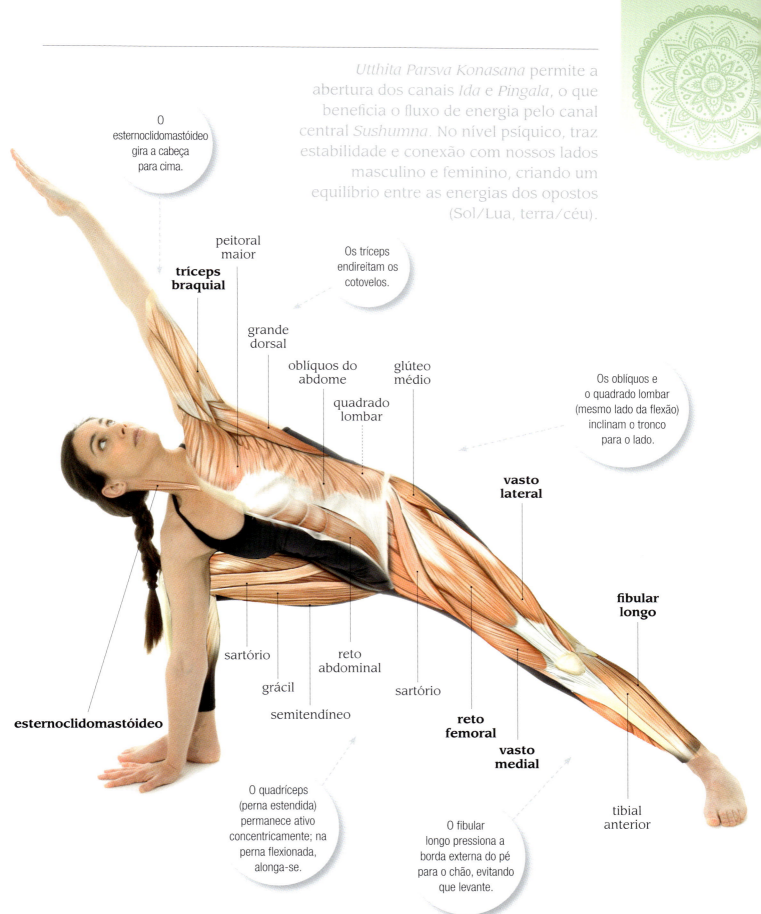

- O esternoclidomastóideo gira a cabeça para cima.
- Os tríceps endireitam os cotovelos.
- Os oblíquos e o quadrado lombar (mesmo lado da flexão) inclinam o tronco para o lado.
- O quadríceps (perna estendida) permanece ativo concentricamente; na perna flexionada, alonga-se.
- O fibular longo pressiona a borda externa do pé para o chão, evitando que levante.

Músculos identificados: peitoral maior, **tríceps braquial**, grande dorsal, oblíquos do abdome, glúteo médio, quadrado lombar, **vasto lateral**, **fibular longo**, **esternoclidomastóideo**, sartório, grácil, semitendíneo, reto abdominal, sartório, **reto femoral**, **vasto medial**, tibial anterior.

Asanas

ASANAS DE EXTENSÃO

Setu-Bandhasana

Setu significa "ponte"; *bandha* significa "fechamento" e também "formação". A postura simula a construção de uma ponte.

BENEFÍCIOS

■ **Fortalece** os músculos da base da pelve, a região lombar e as pernas.

■ **Mantém** a coluna vertebral flexível.

■ **Prepara** para a prática de *pranayama* e *bandhas*.

CONTRAINDICAÇÕES

■ **Hipertensão**.

■ **Catarata** ou problemas oculares.

■ **Enxaquecas** e dores de cabeça, inflamações na cabeça. Lesões na cervical.

CLASSIFICAÇÃO
Postura invertida simétrica, de extensão torácica.

TÉCNICA
Comece em *Savasana*, coloque os braços ao longo do corpo com as palmas das mãos viradas para baixo. Flexione os joelhos para colocar os pés no chão, paralelos entre si, perto dos glúteos e alinhados com o quadril. Com uma inspiração, contraia os músculos da base da pelve, eleve o cóccix, o osso sacral, e eleve toda a coluna lombar e torácica do chão, de baixo para cima, vértebra a vértebra. Coloque as mãos nas costas, na altura da pelve. Aproxime o esterno do queixo. O peso do corpo ficará distribuído entre os pés e os ombros. Mantenha a postura respirando devagar. Para desfazê-la, com uma expiração, coloque lentamente as costas no chão, vértebra a vértebra.

CONTRAPOSTURA
Apanasana.

ADAPTAÇÕES
Coloque um bloco para manter a postura sem forçar as costas.

ASANA RELACIONADO
Urdhva Dhanurasana. Nesta postura, o corpo se curva para cima como um arco. Comece na posição inicial dos anteriores. Coloque as palmas das mãos sob os ombros e os pés no chão, o mais próximo possível dos glúteos. Ao expirar, comece a levantar o tronco, apoiando a cabeça no solo por um momento. Na próxima expiração, pressione mãos e pés contra o chão e levante o tronco arqueando as costas. O peso recai sobre as palmas das mãos e sobre os pés. É uma postura intensa, não deve ser realizada se tiver problemas nas costas e hérnias ou durante a gestação.

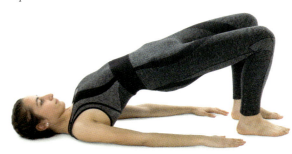

VARIAÇÃO
Na variação *Dwi Pada Pitham*, os braços estão estendidos ao longo do corpo, com as palmas das mãos voltadas para o solo. É importante manter a base dos dedos dos pés bem enraizada, elevar o esterno em direção ao queixo e levantar os glúteos do chão. Pode-se realizar esta postura dinamicamente, isto é, ao inspirar, levante a pelve e a coluna vértebra a vértebra. E, quando expirar, desça a coluna de maneira inversa.

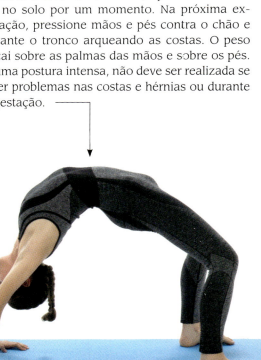

ASANAS DE EXTENSÃO: *Setu-Bandhasana*

Em *Setu-Bandhasana*, a energia fluirá de *Manipura Chakra* para *Vishuddha*, estimulando, por uma parte, *Anahata Chakra* e, por outra, de *Manipura* a *Muladhara Chakra*. Este asana libera emoções e traz força mental, energia, sensação de equilíbrio e paz interior.

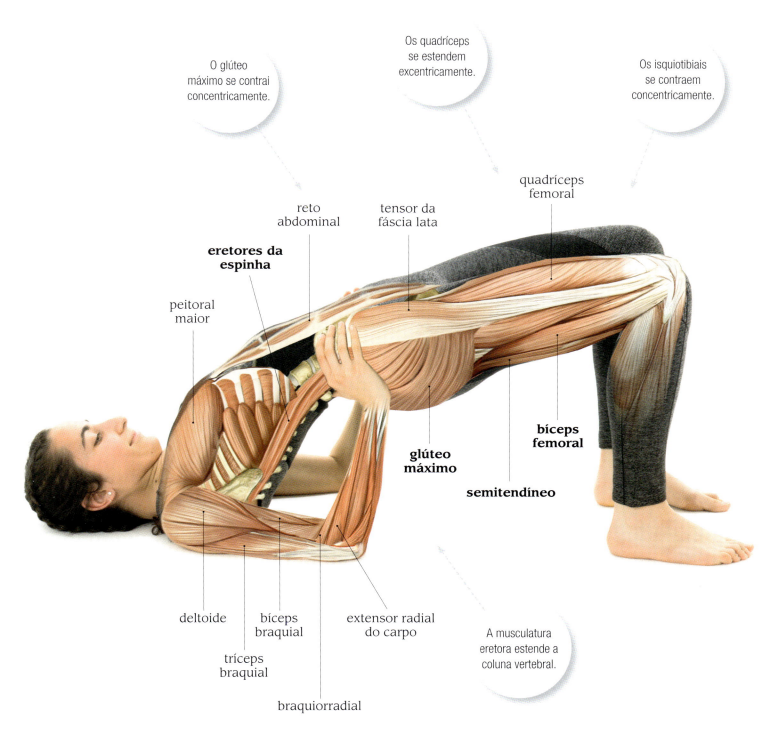

O glúteo máximo se contrai concentricamente.

Os quadríceps se estendem excentricamente.

Os isquiotibiais se contraem concentricamente.

quadríceps femoral

reto abdominal

tensor da fáscia lata

eretores da espinha

peitoral maior

bíceps femoral

glúteo máximo

semitendíneo

deltoide

bíceps braquial

extensor radial do carpo

A musculatura eretora estende a coluna vertebral.

tríceps braquial

braquiorradial

Asanas

ASANAS DE EXTENSÃO

Purvottanasana

Purva significa "leste", *ut* significa "intenso", e *tana* é "alongamento". Esta posição estende toda a parte anterior do corpo, alongando-a. Também é conhecida como a postura do Sol, uma vez que é praticada na direção leste, com o sol nascente.

BENEFÍCIOS

■ **Reforça** os punhos e os tornozelos.

■ **Fortalece** a musculatura das costas.

■ **Expande** o tórax e desenvolve a respiração.

■ **Estimula** a circulação.

CONTRAINDICAÇÕES

■ **Problemas articulares** nos braços e punhos.

■ **Fraqueza geral.**

■ **Lesões na cervical:** não deixar a cabeça cair para trás.

CLASSIFICAÇÃO
Postura simétrica, de extensão torácica.

TÉCNICA
Em *Dandasana*, flexione ligeiramente os joelhos e coloque as solas dos pés no chão. Com uma expiração, pressione as palmas das mãos contra o chão e contraia os músculos da pelve; dessa forma, levanta-se o tronco e a pelve. A sola dos pés deve manter contato máximo com o solo. Toda a parte anterior do corpo está alinhada como uma tábua, com os braços estendidos perpendicularmente ao solo. Pode alinhar a cabeça com o tronco. Mantenha a postura. Para desfazer, com uma expiração, flexione os cotovelos e os joelhos e volte a sentar no chão.

ASANA RELACIONADO
Chatus Pada Pitham é a postura da mesa em quatro (*chatus*) pés (*pada*). É importante manter as coxas paralelas à altura do quadril, os braços estendidos e as solas dos pés em contato com o solo. A cabeça pode estar alinhada com o corpo.

Nesta variação, os punhos estão fechados e o polegar fica para fora. É recomendada se houver problemas nos punhos ou se os braços forem curtos.

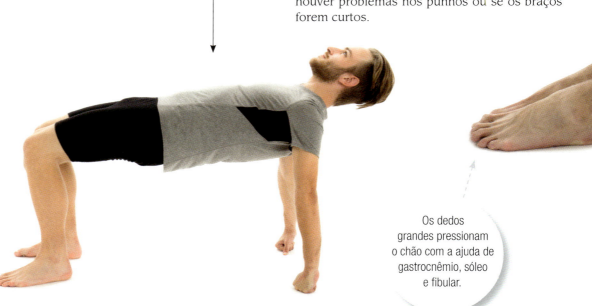

Os dedos grandes pressionam o chão com a ajuda de gastrocnêmio, sóleo e fibular.

ASANAS DE EXTENSÃO: *Purvottanasana*

87

Purvottanasana incide sobre *Anahata Chakra*, dando-nos energia e equilíbrio emocional. Tem um efeito sedativo no sistema nervoso.

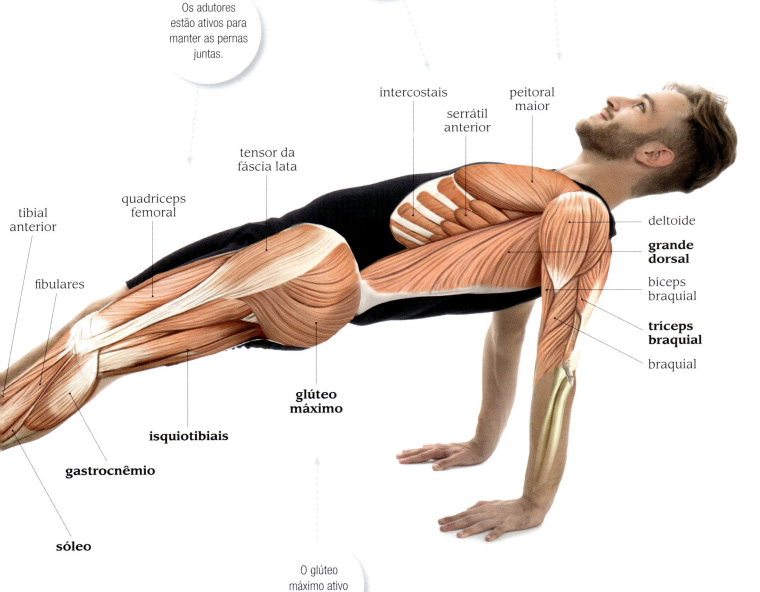

O peitoral, os deltoides anteriores e os bíceps se estendem.

O tríceps permanece ativo endireitando os cotovelos.

Os adutores estão ativos para manter as pernas juntas.

O glúteo máximo ativo eleva a pelve.

intercostais
serrátil anterior
peitoral maior
tensor da fáscia lata
quadríceps femoral
tibial anterior
fibulares
deltoide
grande dorsal
bíceps braquial
tríceps braquial
braquial
glúteo máximo
isquiotibiais
gastrocnêmio
sóleo

Asanas

ASANAS DE EXTENSÃO

Bhujangasana

Bhujanga significa "serpente". É chamada "postura de cobra", uma vez que a forma do corpo se assemelha a uma cobra que sobe do chão de forma desafiadora. Esta postura simboliza a própria força do praticante.

BENEFÍCIOS

- **Tonifica e flexibiliza** a coluna vertebral, fortalece a musculatura das costas e os músculos das pernas.

- **Expande** o tórax.

- **Estimula** a digestão e as funções renais.

- **Tonifica** o sistema nervoso.

CONTRAINDICAÇÕES

- **Problemas na coluna lombar** (hérnia, ciática): execute a postura com cautela.

- **Hérnias ou inflamações** na região abdominal.

- **Angina no peito.**

CLASSIFICAÇÃO
Extensão torácica em decúbito ventral.

TÉCNICA
Começando em *Advasana*, una as pernas e estenda os pés. Coloque as mãos debaixo dos ombros. Com uma inspiração, eleve primeiro a cabeça e depois o tórax, focando a elevação vértebra a vértebra. No início, use apenas a força das costas e, à medida que for avançando, pressione as palmas das mãos contra o chão e empurre com os braços. Os glúteos e as coxas são contraídos. Os ombros devem permanecer para trás e para baixo, de modo que se crie uma amplitude torácica. O púbis continua em contato com o solo e a extensão da coluna deve ser distribuída igualmente, tentando não criar uma lordose lombar acentuada. A cabeça fica em uma posição anatômica, nem muito jogada para trás, nem encolhida. Olhe para o horizonte. Mantenha a postura sustentando o peso do corpo com os braços. Com uma expiração, desfaça lentamente a postura.

CONTRAPOSTURA
Pranatasana.

VARIAÇÃO
A esfinge é uma variação mais suave, já que os cotovelos, os antebraços e as palmas descansam no chão. O olhar é direcionado para o horizonte.

ASANA RELACIONADO
Urdhva Mukha Svanasana é a postura do cachorro olhando para cima. Para fazê-la, comece em *Advasana*, com os pés separados e as palmas das mãos colocadas nos dois lados da cintura. Com uma inspiração, levante a cabeça, o tronco, a pelve e os joelhos. Os glúteos devem ser contraídos para que todo o peso do corpo repouse nas palmas das mãos e nos dedos dos pés. É uma postura avançada.

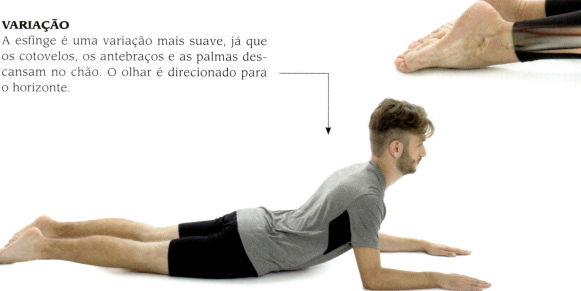

ASANAS DE EXTENSÃO: *Bhujangasana*

89

Bhujangasana ajuda a harmonizar os três planos do ser humano: físico, psíquico e espiritual, proporcionando confiança em nós mesmos, abertura psicológica, vitalidade e força. A energia está concentrada, em um primeiro momento, em *Manipura Chakra* e vai ascendendo em direção a *Vishuddha*.

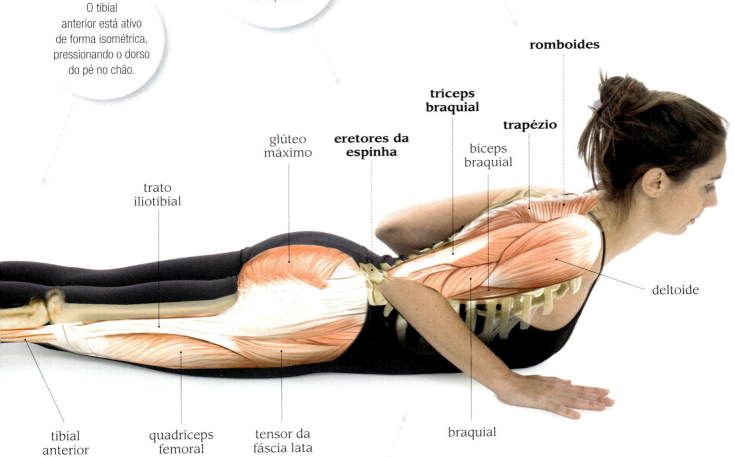

A extensão das costas é produzida pela ativação da musculatura eretora da espinha.

O trapézio médio e os romboides se aproximam e fazem as escápulas descerem.

O tibial anterior está ativo de forma isométrica, pressionando o dorso do pé no chão.

O tríceps se contrai de forma concêntrica.

- tibial anterior
- quadríceps femoral
- trato iliotibial
- tensor da fáscia lata
- glúteo máximo
- **eretores da espinha**
- **tríceps braquial**
- bíceps braquial
- braquial
- **romboides**
- **trapézio**
- deltoide

Asanas

ASANAS DE EXTENSÃO

Matsyasana

Matsya significa "peixe". É um asana dedicado à encarnação do deus Vishnu na forma de um peixe. Evoca a continuidade e a subsistência da vida.

BENEFÍCIOS

- **Fortalece** a musculatura de pescoço, ombros e costas.
- **Expande** o tórax, melhora a ventilação pulmonar.
- **Grande alongamento** dos músculos abdominais.

CONTRAINDICAÇÕES

- **Problemas na cervical.**
- **Lesões ou problemas nas articulações** de joelhos, ombros e quadril: faça as variações.
- **Hipertensão ou hipertireoidismo:** pratique com cautela, colocando uma almofada debaixo da cabeça.
- **Úlceras, hérnias, tonturas.**

CLASSIFICAÇÃO
Postura de extensão torácica, simétrica, em decúbito dorsal.

TÉCNICA
Comece a postura sentada em *Padmasana* (se for difícil executar a posição de lótus, faça com as pernas estendidas). Deite-se para trás e apoie-se com os antebraços no chão; arqueie as costas e levante o tórax e o pescoço, colocando o topo da cabeça no chão. Cada mão segura o pé oposto. Com cada inspiração, tente expandir a região do tórax um pouco mais. Para desfazer a postura, apoie os cotovelos novamente, abaixe cuidadosamente a cabeça ao solo e deite-se em suas costas. Retorne à posição inicial e desfaça a postura de lótus.

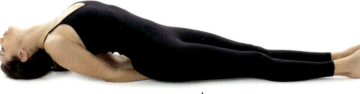

VARIAÇÃO
Com as pernas estendidas, apoie o peso do corpo nos cotovelos e glúteos.

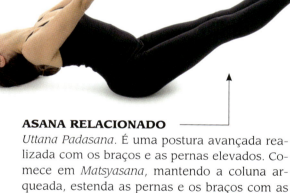

ASANA RELACIONADO
Uttana Padasana. É uma postura avançada realizada com os braços e as pernas elevados. Comece em *Matsyasana*, mantendo a coluna arqueada, estenda as pernas e os braços com as palmas das mãos unidas, formando um ângulo de 45° com o solo.

ADAPTAÇÕES
Utilize um cobertor dobrado ou um bloco. Indicado para pessoas com problemas nas costas. Deixe os braços caírem para os lados relaxados, com as palmas das mãos para cima. As pernas podem permanecer flexionadas lateralmente com as plantas dos pés unidas (*Baddha Konasana*) ou estendidas.

ASANAS DE EXTENSÃO: *Matsyasana*

91

Matsyasana transmite uma sensação de repouso e calma e, ao mesmo tempo, de abertura para o universo. Estimula *Anahata Chakra* e ativa *Vishuddha Chakra*.

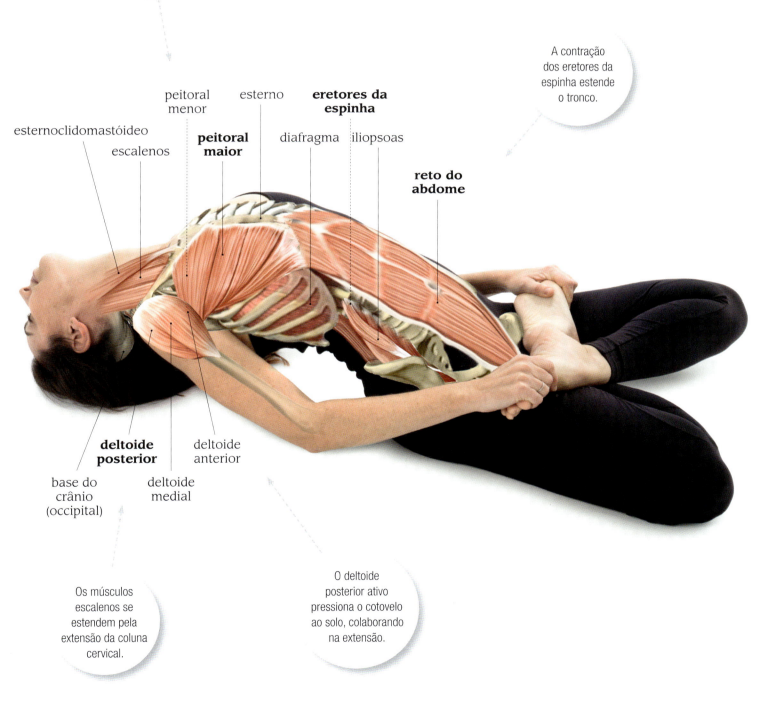

O peitoral se estende pela extensão do tronco e dos braços.

A contração dos eretores da espinha estende o tronco.

Os músculos escalenos se estendem pela extensão da coluna cervical.

O deltoide posterior ativo pressiona o cotovelo ao solo, colaborando na extensão.

Asanas

ASANAS DE FECHAMENTO OU FLEXÃO PARA A FRENTE

Parsvottanasana

Parsva significa "lateral"; *ut* significa "intenso", *tan* é "estender". É um asana em que realizamos um alongamento intenso de toda a parte lateral e posterior do corpo. As mãos na posição invertida de oração (*namaste*) ajudam a abrir o tórax e os ombros.

BENEFÍCIOS

- **Alongamento intenso** da musculatura posterior das costas, glúteos e parte posterior das pernas.

- **Fortalece** os músculos de pernas, pés e responsáveis por se levantar.

CONTRAINDICAÇÕES

- **Lesões ou problemas nas costas** (ciática, hérnia de disco, etc.).

- **Problemas com a pressão arterial.**

CLASSIFICAÇÃO
Postura semi-invertida, simétrica, flexão de tronco de pé.

TÉCNICA
Inicie a postura em *Tadasana*, afaste as pernas lateralmente a um metro de distância uma da outra, aproximadamente, gire o tronco e o pé direito, cerca de 90°, enquanto o esquerdo gira aproximadamente 75°. Coloque as palmas das mãos unidas nas costas, entre a escápula, e abra os cotovelos para fora (*mudra Namaskara* invertido). Inspire e "cresça" para cima, contraindo os músculos da base da pelve. Com uma expiração, incline-se com as costas retas em direção à perna estendida. Mantenha a postura. Para desfazer, flexione os joelhos levemente e levante o tronco com as costas retas.

ADAPTAÇÕES
Caso não consiga juntar as palmas das mãos atrás das costas, segure os cotovelos com as mãos.

VARIAÇÃO
Parshva Uttanasana. Posicione-se com a perna da frente levemente flexionada e os braços estendidos para o chão.

ADAPTAÇÃO
Se sentir desconforto ou fraqueza nas costas e faltar flexibilidade nos músculos das pernas, pode se apoiar nos blocos de cortiça ou em uma cadeira.

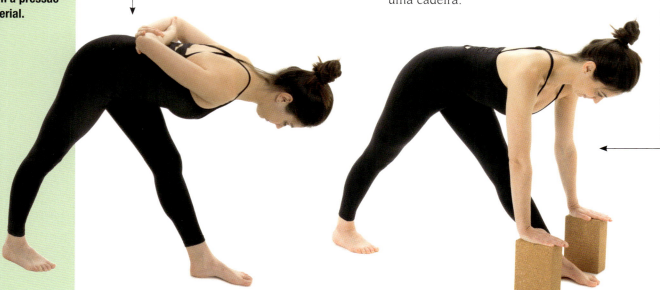

ASANAS DE FECHAMENTO OU FLEXÃO PARA A FRENTE: *Parsvottanasana*

Parsvottanasana proporciona equilíbrio e resistência, gerando autoconfiança no praticante perante incerteza. Também favorece a introspecção. A energia circula de *Svadhistana* em direção a *Ajna Chakra*.

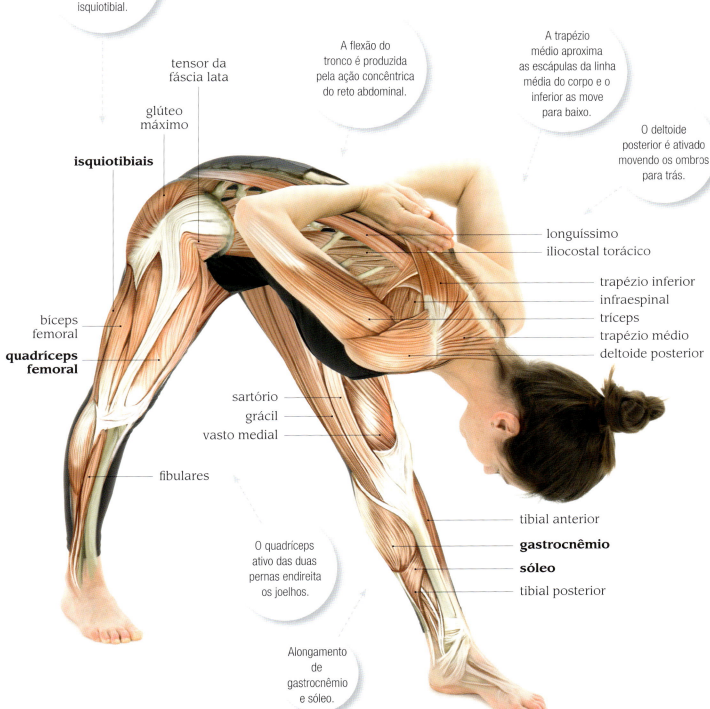

A flexão do tronco produz um alongamento intenso do músculo isquiotibial.

A flexão do tronco é produzida pela ação concêntrica do reto abdominal.

A trapézio médio aproxima as escápulas da linha média do corpo e o inferior as move para baixo.

O deltoide posterior é ativado movendo os ombros para trás.

O quadríceps ativo das duas pernas endireita os joelhos.

Alongamento de gastrocnêmio e sóleo.

- tensor da fáscia lata
- glúteo máximo
- **isquiotibiais**
- bíceps femoral
- **quadríceps femoral**
- sartório
- grácil
- vasto medial
- fibulares
- longuíssimo
- iliocostal torácico
- trapézio inferior
- infraespinal
- tríceps
- trapézio médio
- deltoide posterior
- tibial anterior
- **gastrocnêmio**
- **sóleo**
- tibial posterior

93

Asanas

ASANAS DE FECHAMENTO OU FLEXÃO PARA A FRENTE

Paschimottanasana

Paschima significa "oeste", que é a parte de trás do corpo; *ut* é "intenso", e *tan* é "estender". Este asana alonga intensamente toda a parte de trás do corpo e é conhecido como postura "da pinça".

Benefícios

- **Estende e tonifica** a musculatura das costas e da parte posterior das pernas.

- **Estimula** os órgãos abdominais, proporcionando grandes benefícios no processo digestivo.

- **Reduz** a frequência cardíaca, relaxando o sistema nervoso.

Contraindicações

- **Doenças agudas** ou degenerativas da coluna vertebral (artrite, lombalgia, hérnia de disco, ciática, etc.).

- **Inflamações** na região abdominal.

- **Gravidez** avançada.

CLASSIFICAÇÃO
Postura de fechamento, flexão para a frente, simétrica, sentada.

TÉCNICA
Comece a postura sentada com as pernas flexionadas. Tente deixar os glúteos "para fora", de forma que se sente sobre os ísquios. Estenda as costas. Segure os dedos dos pés com o polegar, o indicador e o médio de cada mão, respectivamente. Eleve o tórax e leve os ombros para baixo e para trás. Pouco a pouco, deslize as pernas para a frente, o abdome e as coxas ficam em contato. Vá avançando na postura até perceber que o abdome se separa das coxas e, neste momento, mantenha a postura. Finalmente, pode relaxar a postura deixando a cabeça e o tronco caírem sobre as pernas. Para finalizar, flexione de novo as pernas e levante lentamente.

ADAPTAÇÕES
No caso de rigidez nas costas ou tensão nos músculos isquiotibiais, pode se sentar em um cobertor ou uma almofada, para aliviar e permitir que a pelve gire para a frente e abaixe o tronco pela ação da gravidade. Também pode usar um cinto para estender e expandir as costas.

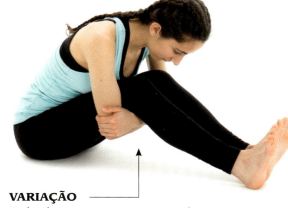

VARIAÇÃO
Pode abraçar as pernas com os braços, sem separar o abdome dos músculos, e ir avançando na postura.

ASANA RELACIONADO
Janu Sirsasana. Sentado em *Dandasana*, coloque o calcanhar do pé direito em frente ao períneo, apoie a planta na coxa esquerda.

Em uma inspiração, levante os braços e busque o pé esquerdo com as mãos. Em cada expiração, avance na postura. Quando terminar, proceda da mesma forma com o outro lado.

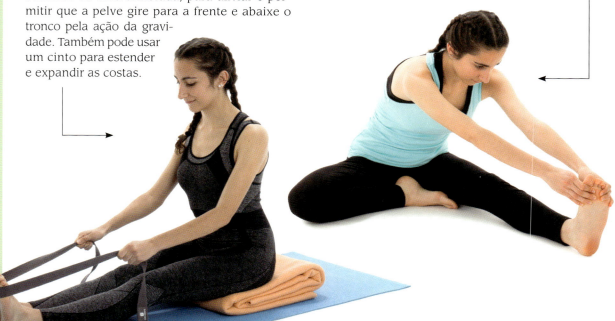

ASANAS DE FECHAMENTO OU FLEXÃO PARA A FRENTE: *Paschimottanasana*

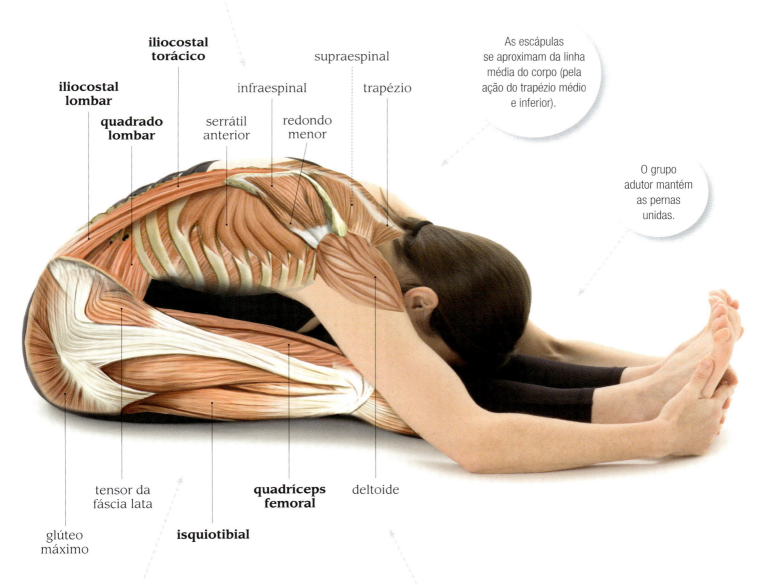

Paschimottanasana estimula *Svadhistana* e *Manipura Chakra* e o fluxo prânico no *nadi Sushumna*, harmonizando a energia do corpo. Proporciona estados de interiorização e tranquilidade mental.

O infraespinal e o redondo menor giram suavemente os ombros para fora.

As escápulas se aproximam da linha média do corpo (pela ação do trapézio médio e inferior).

O grupo adutor mantém as pernas unidas.

iliocostal torácico
supraespinal
iliocostal lombar
infraespinal
trapézio
quadrado lombar
serrátil anterior
redondo menor

tensor da fáscia lata
quadríceps femoral
deltoide
glúteo máximo
isquiotibial

Alongamento de toda a cadeia posterior: isquiotibiais, sóleo, gastrocnêmio, glúteo máximo e eretores da espinha.

Os quadríceps se ativam para estender os joelhos e, pela ação da inibição recíproca, os isquiotibiais relaxam.

Asanas

ASANAS DE FECHAMENTO OU FLEXÃO PARA A FRENTE

Balasana

Também chamado *Pranatasana*. *Balasana* é a postura da criança, já que o corpo vai se dobrar sobre si mesmo em posição fetal.

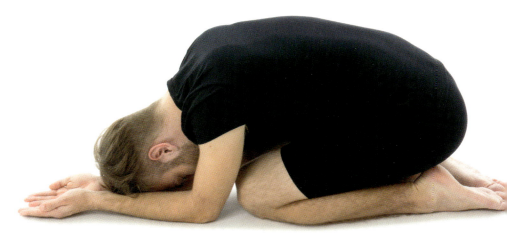

BENEFÍCIOS

- **Estende e relaxa** a parte posterior da coluna.
- **Estimula** a função digestiva.
- **Favorece** a circulação sanguínea dos órgãos da cabeça.
- **Relaxa** o sistema nervoso.

CONTRAINDICAÇÕES

- **Inflamação** na região abdominal.
- **Pressão arterial alta**, dor de cabeça ou resfriado: coloque a cabeça mais alta.
- **Gravidez**: pratique com as pernas separadas.

CLASSIFICAÇÃO
Postura de fechamento, simétrica, sentada sobre os calcanhares.

TÉCNICA
Comece sentado sobre os calcanhares com as pernas juntas. Coloque as mãos no chão e deixe o abdome cair sobre as coxas, descansando a testa no chão. Coloque os braços ao longo das laterais do tronco, com as palmas das mãos voltadas para cima. Relaxe os ombros e as costas inteiras, feche os olhos e observe a respiração. Para abandonar a postura, coloque as mãos no chão, ao lado dos joelhos, e com a força dos braços se levante aos poucos.

ADAPTAÇÕES
Coloque os antebraços o mais próximo possível um do outro, apoiando a cabeça sobre eles, com as palmas das mãos voltadas para cima.

Se não for possível chegar com a cabeça ao solo, coloque um bloco ou cerre os punhos e encoste a cabeça sobre eles.

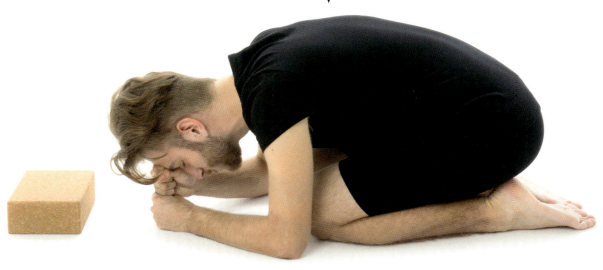

ASANAS DE FECHAMENTO OU FLEXÃO PARA A FRENTE: *Balasana*

97

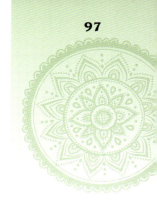

Em *Balasana*, ativa-se o *Vishuddha Chakra*, que proporciona energia aos *chakras* superiores, o que gera um efeito calmante na mente. É também uma postura de introspecção e contenção dos sentidos, fato que garante um estado de paz interior.

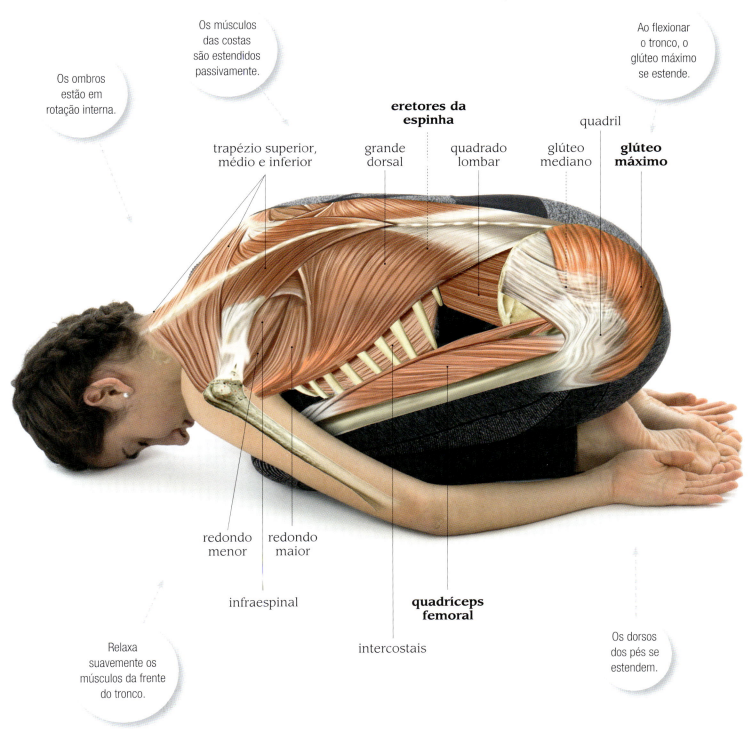

- Os ombros estão em rotação interna.
- Os músculos das costas são estendidos passivamente.
- Ao flexionar o tronco, o glúteo máximo se estende.
- Relaxa suavemente os músculos da frente do tronco.
- Os dorsos dos pés se estendem.

Estruturas identificadas:
- trapézio superior, médio e inferior
- **eretores da espinha**
- grande dorsal
- quadrado lombar
- glúteo mediano
- quadril
- **glúteo máximo**
- redondo menor
- redondo maior
- infraespinal
- **quadríceps femoral**
- intercostais

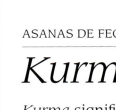

Asanas

ASANAS DE FECHAMENTO OU FLEXÃO PARA A FRENTE

Kurmasana

Kurma significa "tartaruga". Este asana é dedicado a Kurma, a encarnação de Vishnu na forma de uma tartaruga. A postura permite se refugiar em seu interior.

BENEFÍCIOS

- ■ **Estende e tonifica** os músculos das costas.
- ■ **Flexibiliza** a coluna vertebral.
- ■ **Estimula** os órgãos abdominais.
- ■ **Tranquiliza** o sistema nervoso.

CONTRAINDICAÇÕES

- ■ **Doenças** nos órgãos abdominais.
- ■ **Lesões** na coluna vertebral (ciática, hérnia de disco, etc.).
- ■ **Problemas nas articulações** dos ombros: pratique as variações.
- ■ **Gravidez** avançada.

CLASSIFICAÇÃO
Postura de fechamento, simétrica, sentada.

TÉCNICA
Comece em *Dandasana*, separe as pernas e flexione os joelhos aproximando os pés do tronco. Com uma mão em cada joelho, estenda a coluna vertebral e eleve o tórax. Incline o tronco e coloque cada mão e braço sob o joelho correspondente. Se tiver flexibilidade suficiente nos ombros, coluna e quadril, pode estender os braços para o chão, com as palmas voltadas para baixo. Vá inclinando o tronco progressivamente, apoie a testa, o queixo e, finalmente, o peito no chão. Com tudo isso, as pernas ficam estendidas. Em cada expiração, intensifique a postura.

ADAPTAÇÕES
Pode ser usada como preparação para a postura. Com as pernas separadas e os joelhos flexionados, passe os braços por debaixo de cada perna e segure o pé pelo calcanhar com a mão correspondente.

Pode-se fazer a adaptação com ou sem blocos. Junte as solas dos pés e deixe o tronco cair para a frente. Passe as mãos e o antebraço por baixo das pernas, as mãos buscam os pés ou seguram o bloco. Permaneça na postura de forma relaxada.

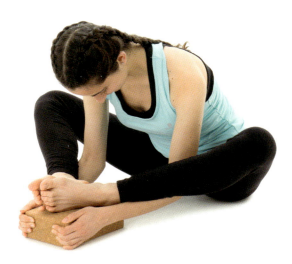
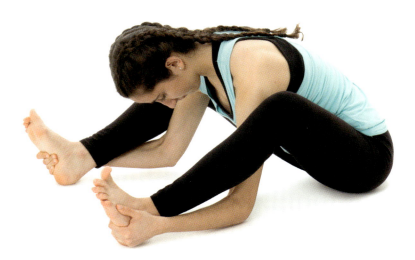

ASANAS DE FECHAMENTO OU FLEXÃO PARA A FRENTE: *Kurmasana*

Kurmasana nos permite "retrair" os sentidos do mundo exterior, liberando-nos de preocupações e prazeres externos; dessa forma, encontramos nosso espaço interior. Este asana estimula *Svadhisthana*, e *Manipura* e *Anahata Chakra*.

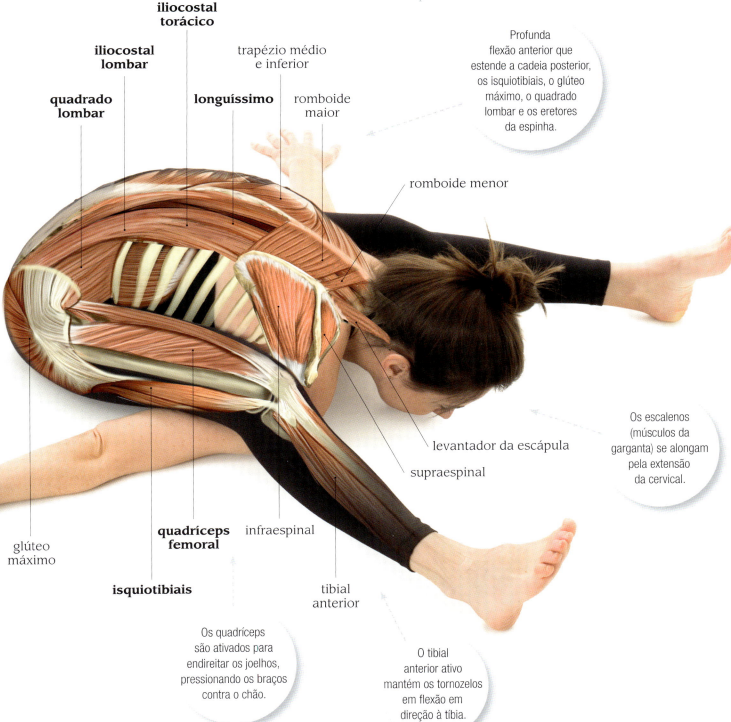

- **quadrado lombar**
- **iliocostal lombar**
- **iliocostal torácico**
- trapézio médio e inferior
- **longuíssimo**
- romboide maior
- romboide menor
- levantador da escápula
- supraespinal
- infraespinal
- **quadríceps femoral**
- **isquiotibiais**
- tibial anterior
- glúteo máximo

Profunda flexão anterior que estende a cadeia posterior, os isquiotibiais, o glúteo máximo, o quadrado lombar e os eretores da espinha.

Os escalenos (músculos da garganta) se alongam pela extensão da cervical.

Os quadríceps são ativados para endireitar os joelhos, pressionando os braços contra o chão.

O tibial anterior ativo mantém os tornozelos em flexão em direção à tíbia.

ASANAS DE TORÇÃO

Ardha Matsyendrasana

É uma postura dedicada a Matsyendranath, "o Senhor dos peixes", lendário fundador do *Hatha Yoga*, que, na forma de peixe, espiou Shiva ensinando yoga a sua esposa Parvati. É uma postura de torção da coluna medial.

BENEFÍCIOS

- **Flexibiliza** a musculatura das costas e do quadril. Fortalece as articulações dos ombros.

- **Massageia e tonifica** os órgãos digestivos, melhorando seu funcionamento.

- **Alivia** a dor nas costas. Recomendado para lombalgia, escoliose.

- **Estimula e fortalece** o sistema nervoso.

CONTRAINDICAÇÕES

- **Hérnias** de disco.

- **Úlcera** péptica, hérnia inguinal.

- **Problemas nos joelhos:** pratique as variações adaptadas.

CLASSIFICAÇÃO
Postura de torção, assimétrica, sentada.

TÉCNICA
Comece a postura em *Dandasana*. Flexione o joelho esquerdo levando o calcanhar até o glúteo direito, de modo que a perna, a coxa e o pé descansem no chão. Flexione o joelho direito e coloque a planta do pé no chão, com a lateral externa do tornozelo tocando o joelho esquerdo. Segure com as mãos o joelho direito e levante a coluna o máximo possível verticalmente. Gire o tronco para a direita e coloque o cotovelo esquerdo contra a face externa da coxa direita. Faça uma alavanca com o braço esquerdo na perna direita. Inspire e execute a torção de baixo para cima. A cabeça é girada para a direita. A mão direita vai atrás das costas, enquanto a esquerda entra no vão da perna esquerda. Entrelace as mãos nas costas. Faça *Jñana mudra* com a mão direita. As costas devem estar na vertical e relaxadas, os ombros na mesma altura, e os dois ísquios tocam o chão. Para desfazer a postura, realize o movimento em sentido inverso. Proceda da mesma forma do lado oposto.

VARIAÇÕES
Na variação mais suave, a mão direita se apoia no chão, atrás das costas, enquanto o antebraço esquerdo se apoia na coxa esquerda.

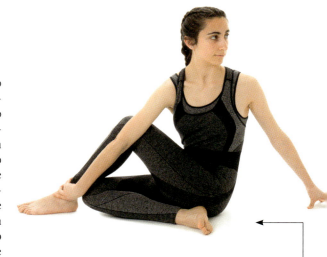

Ao passar o braço esquerdo, pode-se fazer uma alavanca com o mesmo braço na perna direita. Busque o tornozelo direito com a mão.

Flexione as duas pernas e coloque-as na mesma direção. Estenda a coluna e a gire-a na direção oposta às pernas, a mão vai no joelho. Esta variação facilita naturalmente o endireitamento da coluna.

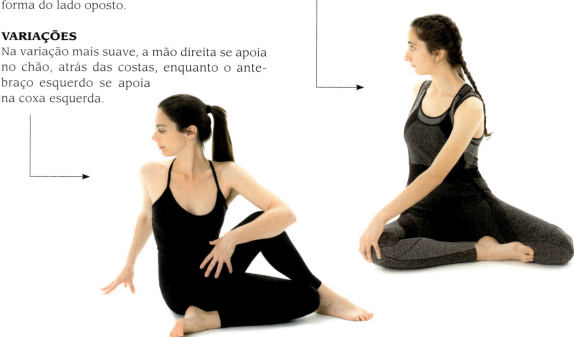

ASANAS DE TORÇÃO: *Ardha Matsyendrasana*

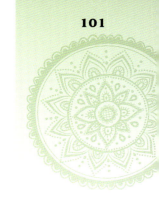

Ardha Matsyendrasana permite que a energia flua nos dois lados da coluna, equilibrando os *nadis Ida* e *Pingala*. Além disso, equilibra as forças polares dos elementos de água e fogo, simbolizados por *matsya* (peixe/água) e *indra* (fogo). Estimula *Manipura*, *Vishuddha* e *Ajna Chakra*.

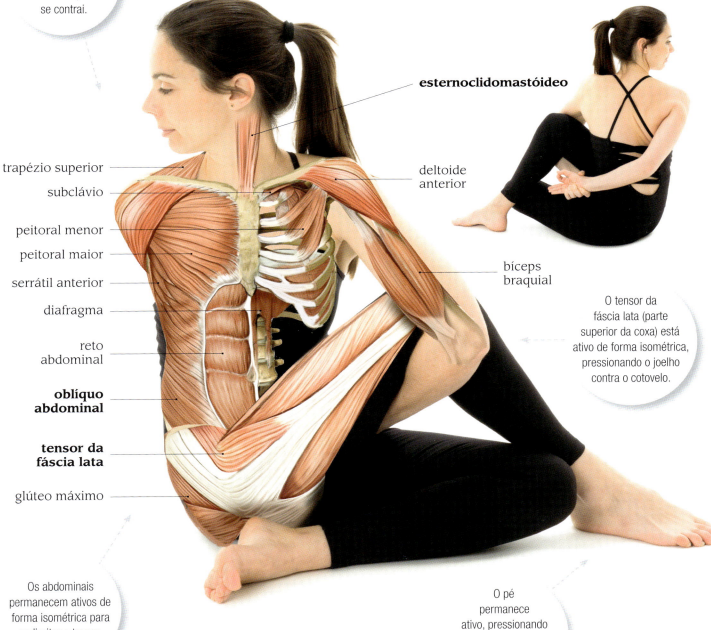

O oblíquo abdominal do lado da torção se expande e do lado oposto se contrai.

- trapézio superior
- subclávio
- peitoral menor
- peitoral maior
- serrátil anterior
- diafragma
- reto abdominal
- **oblíquo abdominal**
- **tensor da fáscia lata**
- glúteo máximo

- **esternoclidomastóideo**
- deltoide anterior
- bíceps braquial

O tensor da fáscia lata (parte superior da coxa) está ativo de forma isométrica, pressionando o joelho contra o cotovelo.

Os abdominais permanecem ativos de forma isométrica para endireitar o tronco.

O pé permanece ativo, pressionando o solo pela ação do gastrocnêmio e do sóleo.

Asanas

ASANAS DE TORÇÃO

Jatara Parivartanasana

Jatara significa "estômago", "barriga"; *parivartana* significa "girar", "rodar". Nesta postura, a coluna gira em espiral.

BENEFÍCIOS

- **Compensa** desvios da coluna.
- **Fornece mobilidade** ao tórax, repercutindo na capacidade respiratória.
- **Estimula** os processos digestivos.
- **Relaxa** o sistema nervoso.

CONTRAINDICAÇÕES

- **Dor** severa nas costas e aguda no ciático ou hérnias de disco.

CLASSIFICAÇÃO
Postura de torção, assimétrica, em decúbito dorsal.

TÉCNICA
Comece em *Savasana*, colocando os braços em cruz, alinhados com os ombros; as palmas das mãos ficam para cima (algumas escolas colocam-nas para baixo). Com as pernas flexionadas e os pés no chão, levante um pouco a pelve e mova-a levemente para a lateral esquerda. Levante as pernas unidas e estendidas verticalmente e desça-as devagar, diagonalmente, em direção ao lado direito do corpo; os pés vão na direção da mão. O abdome e o peito são deslocados para o lado oposto, e as escápulas e os ombros ficam em contato com o solo. Mantenha a postura por um tempo, adotando uma respiração abdominal. Para desfazer, flexione as pernas um pouco e leve-as para a vertical. Faça do lado oposto.

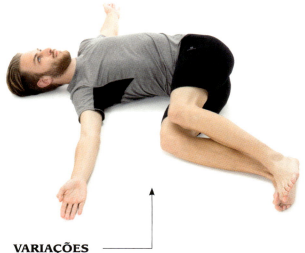

VARIAÇÕES
Torção com pernas flexionadas. Pode-se realizar esta postura com os joelhos próximos ou distantes do peito, o que afeta de maneira diferente as articulações do quadril, as regiões lombar e torácica. Mais perto do peito se produz a torção no tórax, eliminando tensões no quadril e na lombar.

Cruze um joelho sobre o outro e gire lentamente a parte inferior do corpo para que os dois joelhos se aproximem do chão. Pode relaxar na postura.

ADAPTAÇÃO
Faça com uma perna estendida. Pode usar um cobertor ou uma almofada para adaptar as posturas e permitir que o corpo avance nelas.

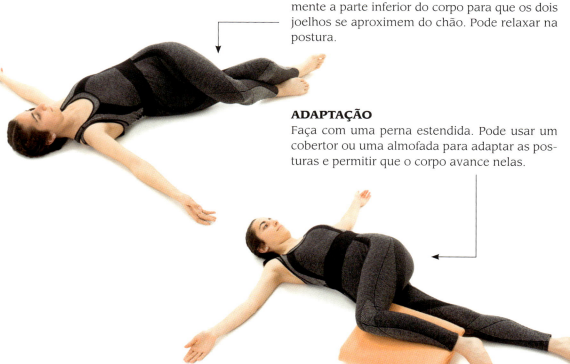

ASANAS DE TORÇÃO: *Jatara Parivartanasana*

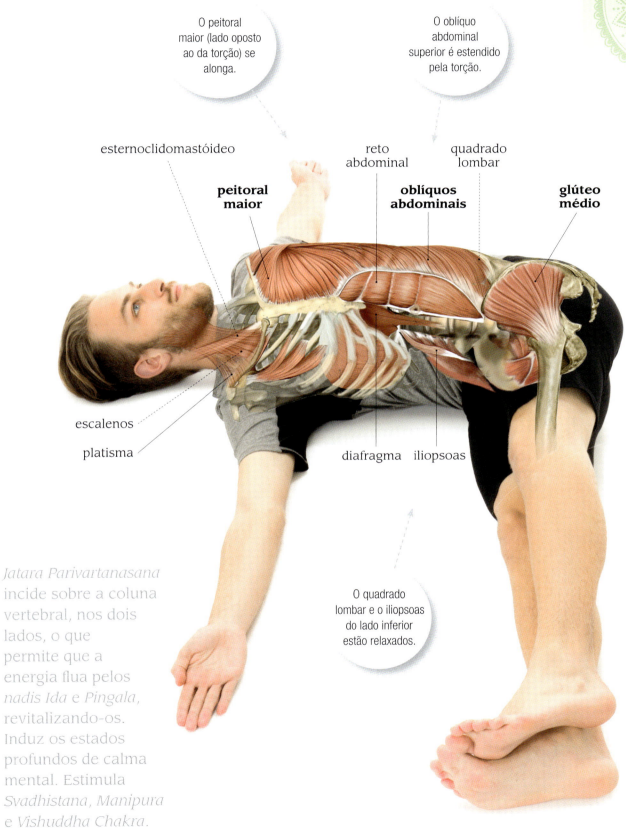

O peitoral maior (lado oposto ao da torção) se alonga.

O oblíquo abdominal superior é estendido pela torção.

esternoclidomastóideo

reto abdominal

quadrado lombar

peitoral maior

oblíquos abdominais

glúteo médio

escalenos

platisma

diafragma

iliopsoas

O quadrado lombar e o iliopsoas do lado inferior estão relaxados.

Jatara Parivartanasana incide sobre a coluna vertebral, nos dois lados, o que permite que a energia flua pelos *nadis Ida* e *Pingala*, revitalizando-os. Induz os estados profundos de calma mental. Estimula *Svadhistana*, *Manipura* e *Vishuddha Chakra*.

Asanas

ASANAS SEMI-INVERTIDOS E INVERTIDOS

Prasarita Padottanasana

Prasarita significa "expandir", "estender"; *pada* significa "pé" ou "perna". Nesta postura, as pernas se estendem e se fortalecem; os pés, as mãos e a cabeça se conectam ao chão.

BENEFÍCIOS

- **Alongamento** intenso de toda a parte posterior do corpo.

- **Indicado** em caso de encurtamento da musculatura posterior, hiperlordose e hipercifose.

- **Aumenta** o fluxo sanguíneo na cabeça, favorece a concentração e o trabalho mental intenso. Combate o estresse e a depressão.

- **Favorece** o retorno venoso e normaliza a circulação sanguínea na musculatura e nos órgãos internos.

CONTRAINDICAÇÕES

- **Hérnias de disco**, ciática. Se houver problemas de disco na lombar, pratique com as pernas levemente flexionadas.

- **Hipertensão.**

- **Catarata** ou pressão intraocular.

CLASSIFICAÇÃO
Postura semi-invertida, simétrica, flexão de tronco de pé.

TÉCNICA
Inicie a postura em *Tadasana*, afaste amplamente as pernas e tensione-as. Com uma expiração, coloque as mãos no quadril e incline-se para a frente com as costas retas. A flexão do tronco começa a partir da articulação do quadril. Em seguida, coloque as palmas no chão, entre os pés, separadas na largura dos ombros. As mãos permanecem abertas e os dedos médios apontam para a frente. Se houver flexibilidade suficiente, flexione os cotovelos e busque o chão com a coroa da cabeça. Pés, mãos e cabeça devem estar alinhados. Mantenha a postura por várias respirações e desfaça-a.

VARIAÇÃO
Flexione o corpo para a frente e segure os polegares do pé com os dedos médio e indicador das duas mãos.

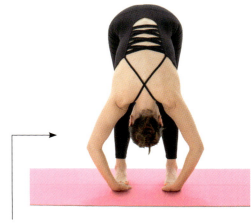

ASANA RELACIONADO
Pada Hastasana. É outra flexão de pé. Comece em *Tadasana* e, levantando os braços, estenda o tronco. Com uma expiração, flexione para a frente. Coloque as mãos debaixo das plantas dos pés. Este asana promove o relaxamento da nuca e do pescoço.

ADAPTAÇÕES
No caso de encurtamento dos isquiotibiais ou tensão nas costas, pode-se praticar usando blocos. Dessa forma, avança-se na postura.

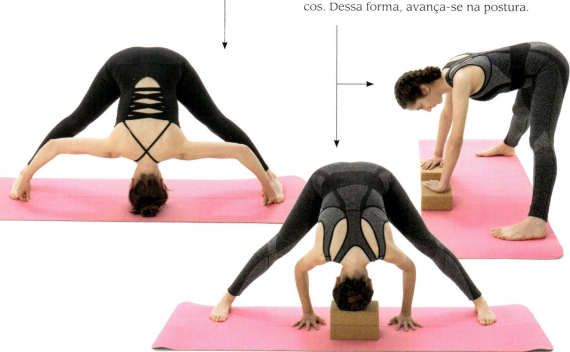

ASANAS SEMI-INVERTIDOS E INVERTIDOS: *Prasarita Padottanasana*   **105**

Os eretores da espinha, os isquiotibiais, o glúteo máximo, o sóleo e o gastrocnêmio se estendem excentricamente.

Prasarita Padottanasana permite perceber a proximidade da Terra com a parte superior do corpo. Isso traz clareza mental e equilíbrio emocional. Este asana estimula o *Sahasrara Chakra*.

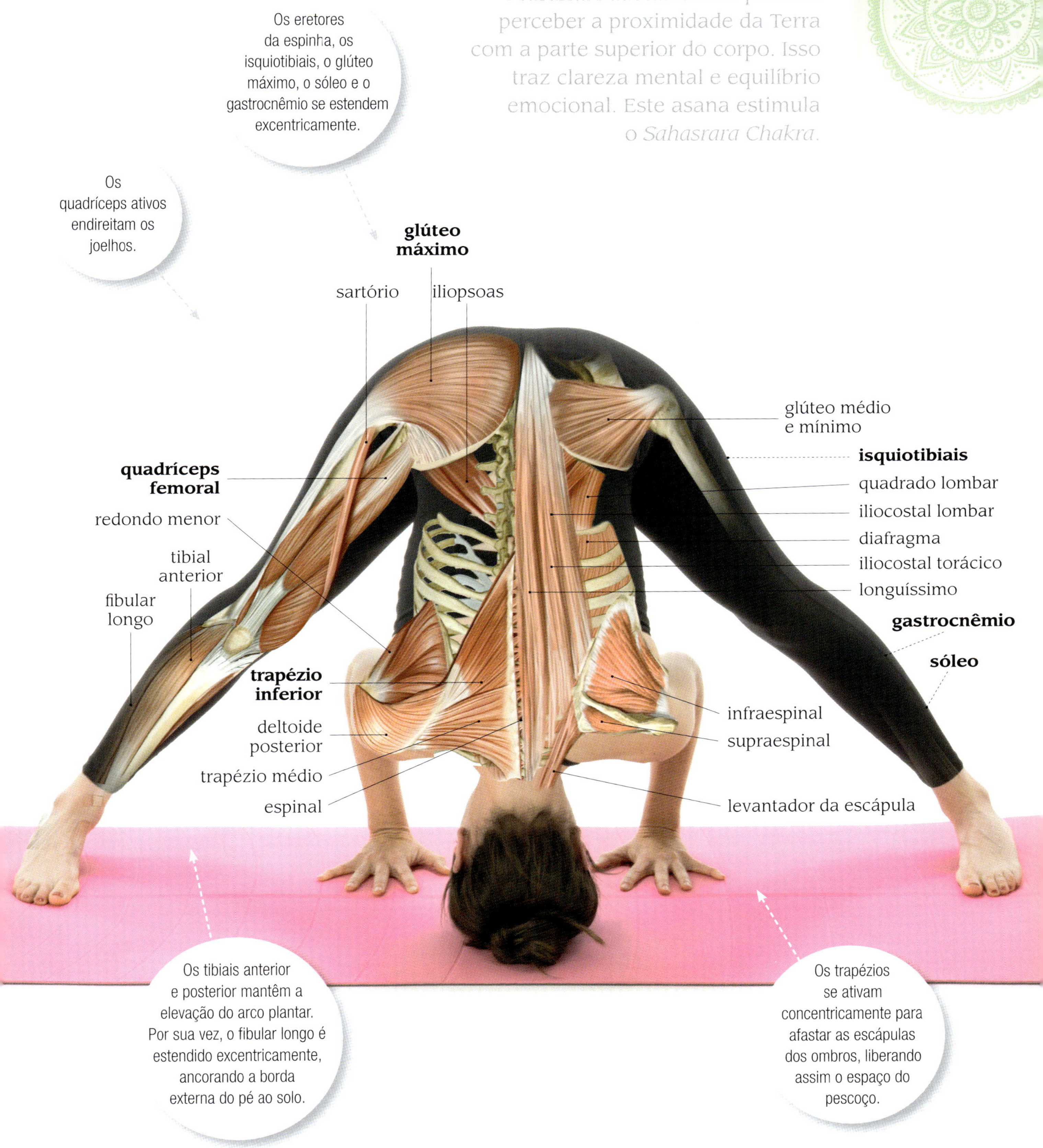

Os quadríceps ativos endireitam os joelhos.

glúteo máximo

sartório

iliopsoas

glúteo médio e mínimo

isquiotibiais

quadrado lombar

iliocostal lombar

diafragma

iliocostal torácico

longuíssimo

gastrocnêmio

sóleo

quadríceps femoral

redondo menor

tibial anterior

fibular longo

trapézio inferior

deltoide posterior

trapézio médio

espinal

infraespinal

supraespinal

levantador da escápula

Os tibiais anterior e posterior mantêm a elevação do arco plantar. Por sua vez, o fibular longo é estendido excentricamente, ancorando a borda externa do pé ao solo.

Os trapézios se ativam concentricamente para afastar as escápulas dos ombros, liberando assim o espaço do pescoço.

Asanas

ASANAS SEMI-INVERTIDOS E INVERTIDOS

Sasangasana

Sasaka, em sânscrito, significa "coelho". É uma postura que lembra a coluna arredondada do coelho ou da lebre.

BENEFÍCIOS

- **Estende** a coluna vertebral e a região cervical.

- **Aumenta** o fluxo sanguíneo na cabeça, oxigenando o cérebro, o rosto e o pescoço.

- **Alivia** a fadiga mental.

- **Estimula** o sistema imunológico e o sistema endócrino.

CONTRAINDICAÇÕES

- **Hipertensão** arterial.

- **Pressão** intraocular.

- **Inflamações** na cabeça.

CLASSIFICAÇÃO
Postura semi-invertida, simétrica, com flexão do tronco de joelhos.

TÉCNICA
Comece em *Vajrasana*, sentado sobre os calcanhares. Flexione o tronco para a frente até que o abdome repouse nas coxas, a testa é colocada no chão. Os braços estão ao lado do corpo, cada mão busca o calcanhar correspondente. Com uma inspiração, levante a pelve ao mesmo tempo que desliza a cabeça na direção do corpo, colocando o queixo para dentro, até apoiar a coroa da cabeça no chão. O peso do corpo deve cair sobre as mãos e os calcanhares. É importante puxar firmemente os calcanhares. Mantenha o asana por algumas respirações. Para desfazer a postura, traga a pelve de volta aos calcanhares e deslize a cabeça para fora, podendo permanecer um instante em *Balasana*.

CONTRAPOSTURA
Relaxamento em *Balasana*.

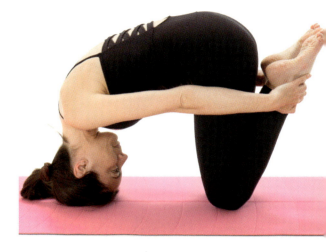

VARIAÇÃO
É uma variação intensa. Segure os tornozelos com as mãos. O peso se divide entre os joelhos e a coroa da cabeça.

ADAPTAÇÃO
Com as mãos apoiadas no chão. Coloque as mãos à frente e lateralmente ao corpo. Com uma inspiração, levante a pelve enquanto desliza a cabeça para apoiar a coroa no chão. As mãos e os braços fazem uma ligeira força para baixo para evitar que todo o peso caia somente sobre a cabeça.

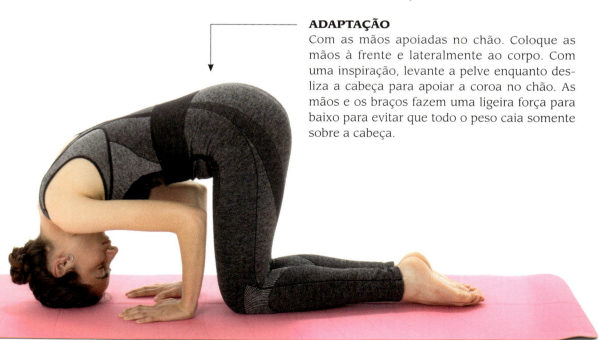

ASANAS SEMI-INVERTIDOS E INVERTIDOS: *Sasangasana*

107

Sasangasana é uma postura que estimula o *Sahasrara Chakra*. Isso permite entrar em estados de calma mental e relaxamento. É adequado para corrigir distúrbios psíquicos.

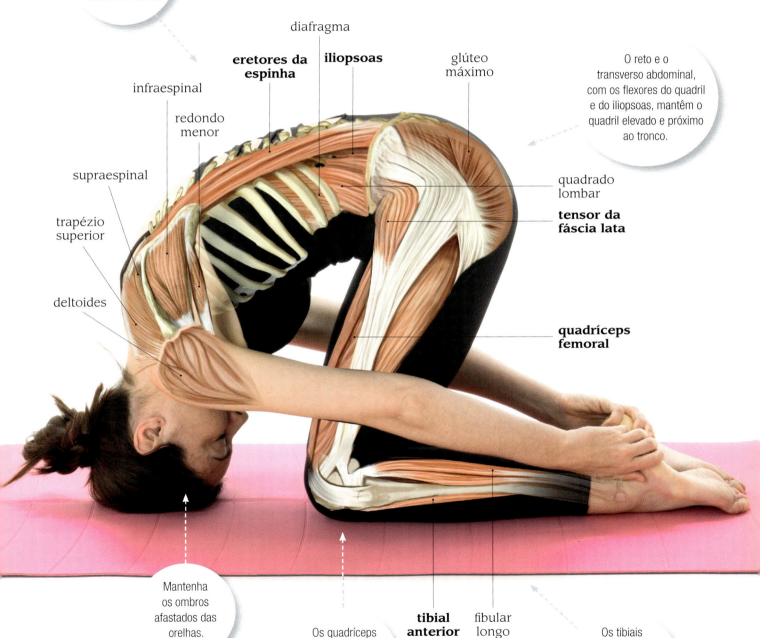

- Os eretores da espinha se estendem pela flexão do tronco.
- O reto e o transverso abdominal, com os flexores do quadril e do iliopsoas, mantêm o quadril elevado e próximo ao tronco.
- Mantenha os ombros afastados das orelhas.
- Os quadríceps estão ativos concentricamente para estender os joelhos.
- Os tibiais anteriores são ativados com a pressão do dorso do pé contra o solo.

diafragma
eretores da espinha
iliopsoas
glúteo máximo
infraespinal
redondo menor
supraespinal
quadrado lombar
tensor da fáscia lata
trapézio superior
deltoides
quadríceps femoral
tibial anterior
fibular longo

Asanas

ASANAS SEMI-INVERTIDOS E INVERTIDOS

Salamba Sarvangasana

Salamba significa "com apoio"; *sarva* significa "inteiro" ou "completo", e *anga* é "membro", "extremidades". É a postura sobre os ombros com apoio dos braços. Popularmente, é conhecida como postura da vela.

BENEFÍCIOS

■ **Facilita** a circulação sanguínea e o retorno venoso nas pernas e pelve, melhorando varizes e hemorroidas.

■ **Estimula** o sistema digestivo.

■ **Melhora** os sintomas de bronquite e asma.

■ **Acalma e tranquiliza** a mente.

CONTRAINDICAÇÕES

■ **Discos vertebrais** deslocados.

■ **Inflamação** da tireoide.

■ **Problemas** no fígado, baço ou coração.

■ **Inflamações ou dores** de cabeça (otite, angina, glaucoma, etc.).

■ **Tontura.**

CLASSIFICAÇÃO
Postura invertida, simétrica.

TÉCNICA
Comece a postura em *Savasana*, com as mãos viradas para o solo. Flexione os joelhos e traga as coxas em direção à barriga. Com uma expiração, levante a pelve e, flexionando os ombros, apoie as mãos no quadril. Levante o tronco até o esterno tocar o queixo. Com outra expiração, eleve as pernas, os pés também apontam para cima. Coloque os braços no meio das costas, as mãos pressionam firmemente. As pernas e o tronco formam uma linha reta perpendicular ao solo. Somente a região occipital, a nuca, os ombros e os braços devem permanecer em contato com o chão. Estabeleça uma respiração abdominal. Pode-se permanecer nesta postura por até dez minutos. Para desfazê-la, flexione de novo as pernas e, lentamente, coloque as costas no chão.

CONTRAPOSTURA
Matsyasana.

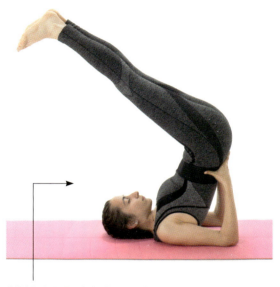

ASANA RELACIONADO
Viparita Karani Mudra. Neste asana, o corpo se apoia sobre as escápulas, os braços suportam o peso do quadril e o queixo não apresenta nenhum bloqueio. É um *mudra* purificante e calmante.

VARIAÇÕES
Variação com as plantas dos pés unidas.
Variação na postura de lótus.

ADAPTAÇÃO
Com os pés apoiados em uma parede, vá progredindo na postura.

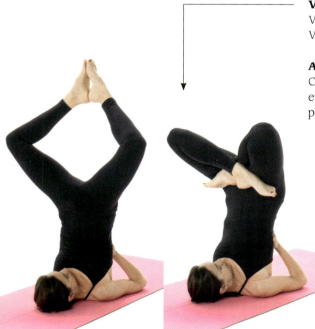

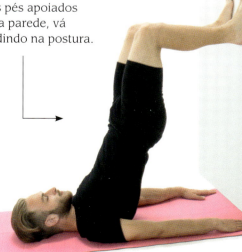

ASANAS SEMI-INVERTIDOS E INVERTIDOS: *Salamba Sarvangasana*

109

Salamba Sarvangasana é adequado para equilibrar a atividade de *Ida* e *Pingala*, acalmando o sistema nervoso. Uma vez que gera uma concentração de energia na base do pescoço, estimula a atividade do *Vishuddha Chakra*.

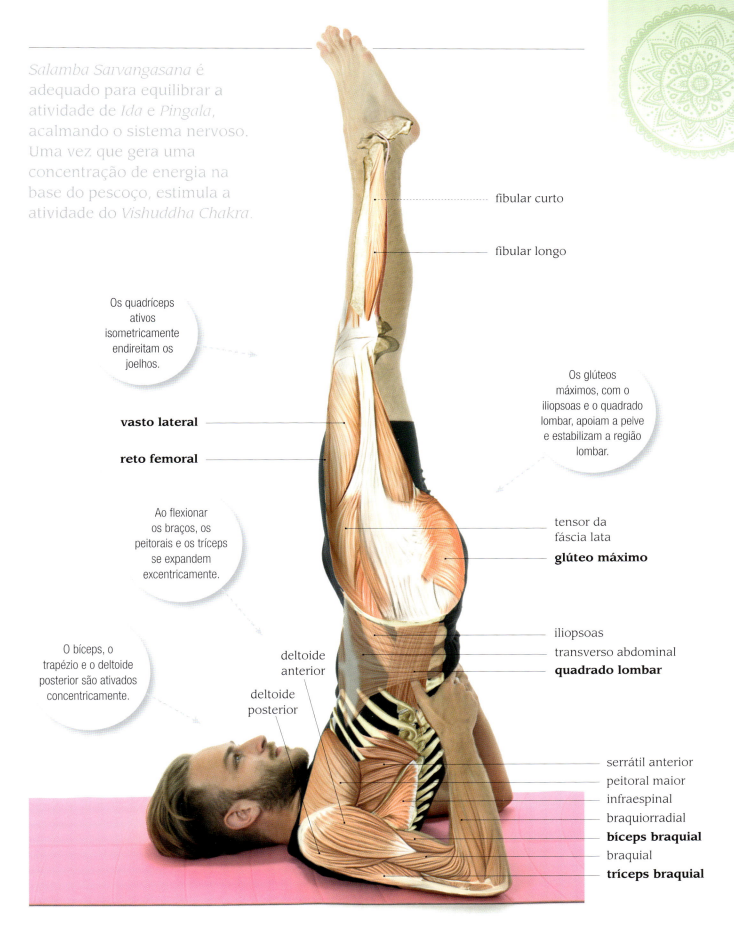

- fibular curto
- fibular longo

Os quadríceps ativos isometricamente endireitam os joelhos.

vasto lateral

reto femoral

Os glúteos máximos, com o iliopsoas e o quadrado lombar, apoiam a pelve e estabilizam a região lombar.

Ao flexionar os braços, os peitorais e os tríceps se expandem excentricamente.

- tensor da fáscia lata
- **glúteo máximo**

O bíceps, o trapézio e o deltoide posterior são ativados concentricamente.

- deltoide anterior
- deltoide posterior
- iliopsoas
- transverso abdominal
- **quadrado lombar**
- serrátil anterior
- peitoral maior
- infraespinal
- braquiorradial
- **bíceps braquial**
- braquial
- **tríceps braquial**

Asanas

ASANAS SEMI-INVERTIDOS E INVERTIDOS

Halasana

Hala significa "arado". Esta é a postura do arado. Geralmente, realiza-se depois de *Sarvangasana* ou combinada com ela. Como o coração e as pernas ficam acima da cabeça, é considerada uma postura invertida.

BENEFÍCIOS

- **Estimula** a glândula tireoide.
- **Flexibiliza** a coluna vertebral.
- **Massageia** os órgãos abdominais, favorecendo a digestão.
- **Estimula** a atividade cerebral e reduz o estresse.

CONTRAINDICAÇÕES

Este asana pode causar muita tensão na coluna cervical, assim, é recomendado praticar com a orientação de um professor de yoga ou praticar a variação adaptada.

- **Dor** nas costas e no pescoço.
- **Hipertensão arterial.**
- **Problemas cervicais**, hérnia de disco, ciática.
- **Hérnia de hiato.**
- **Gravidez** avançada.

CLASSIFICAÇÃO
Postura invertida, simétrica, de flexão de tronco.

TÉCNICA
Inicie a postura em *Savasana*, com os braços estendidos ao longo do corpo e as palmas das mãos viradas para baixo. A coluna cervical deve estar alongada e o queixo retraído. Inspire e eleve as pernas até formar um ângulo reto com a coluna vertebral. Com uma expiração, pressione as mãos no solo e levante a pelve, levando as pernas na direção do tronco e deixando as pontas dos pés alcançarem o chão atrás da cabeça. O tronco permanece perpendicular ao solo e os pés em um ângulo reto com as pernas. Una as mãos, entrelaçando os dedos. Mantenha a postura por dez ou vinte respirações. Para desfazê-la, estenda os braços novamente e vá descendo a coluna vértebra a vértebra, passando as pernas perto do rosto.

Se iniciar a postura em *Sarvangasana*, deve baixar lentamente as pernas juntas e estendidas até que os dedos toquem o chão atrás da cabeça.

CONTRAPOSTURA
Matsyasana. Balasana.

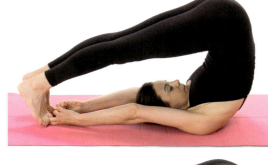

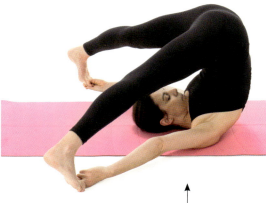

VARIAÇÕES
Com as pernas juntas, as mãos buscam o pé correspondente. Os dedos médio e indicador seguram o polegar do respectivo pé. As pernas ficam abertas e os dedos médio e indicador seguram o polegar do pé.

ADAPTAÇÃO
Se houver tensão na cervical, para avançar na postura, apoie as pernas em um banquinho.

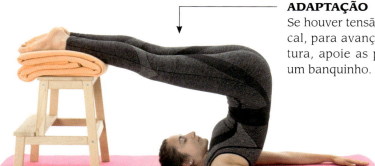

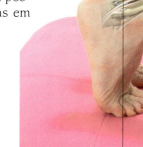

tendão calcâneo

ASANAS SEMI-INVERTIDOS E INVERTIDOS: *Halasana*

Em *Halasana*, *Vishuddha Chakra* é estimulado. Este asana tranquiliza a mente, induz estados de interiorização e prepara para a meditação.

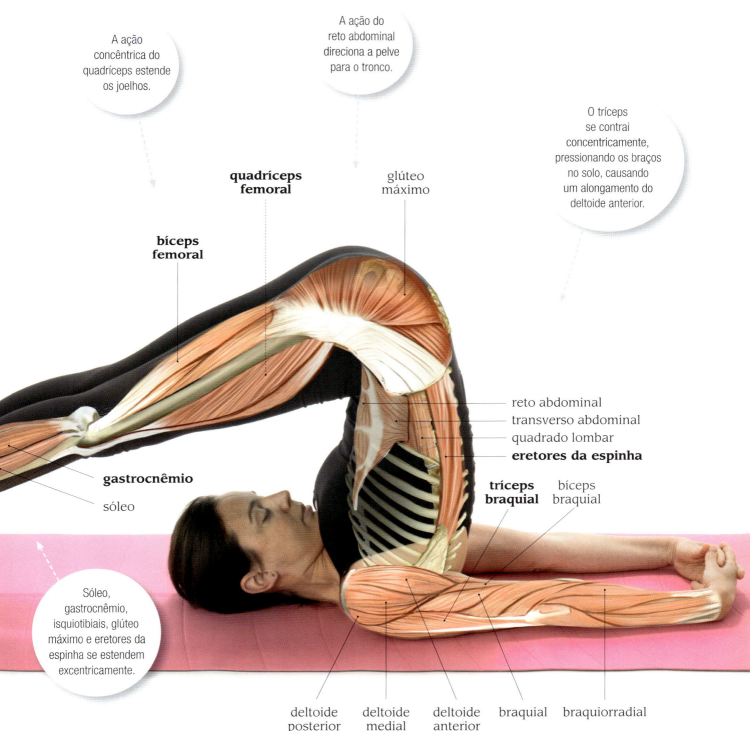

A ação concêntrica do quadríceps estende os joelhos.

A ação do reto abdominal direciona a pelve para o tronco.

O tríceps se contrai concentricamente, pressionando os braços no solo, causando um alongamento do deltoide anterior.

Sóleo, gastrocnêmio, isquiotibiais, glúteo máximo e eretores da espinha se estendem excentricamente.

- **quadríceps femoral**
- glúteo máximo
- **bíceps femoral**
- reto abdominal
- transverso abdominal
- quadrado lombar
- **eretores da espinha**
- **gastrocnêmio**
- sóleo
- **tríceps braquial**
- bíceps braquial
- deltoide posterior
- deltoide medial
- deltoide anterior
- braquial
- braquiorradial

112 Asanas

ASANAS SEMI-INVERTIDOS E INVERTIDOS

Salamba Sirsasana

Salamba significa "com apoio", e *sirsa* se traduz como "cabeça". É a posição vertical sobre a cabeça com apoio. É um dos asanas mais importantes do *Hatha Yoga*.

BENEFÍCIOS

■ **Melhora** o retorno venoso nas pernas, bem como a drenagem linfática.

■ **Regula** a atividade do sistema circulatório.

■ **Rejuvenesce** todo o organismo.

CONTRAINDICAÇÕES

■ **Pressão arterial** alta ou baixa, problemas cardíacos.

■ **Arteriosclerose.**

■ **Dor de cabeça**, enxaquecas, pressão intraocular, catarata ou descolamento de retina.

■ **Desvios na coluna** vertebral ou lesão na região cervical.

■ **Gravidez** avançada.

CLASSIFICAÇÃO
Postura invertida, simétrica, com apoio de braços. Postura de equilíbrio.

TÉCNICA
Inicie a postura ajoelhado, com os antebraços apoiados no chão e separados à mesma distância dos joelhos, formando um triângulo. Entrelace os dedos das mãos para que formem um côncavo, os dedos devem permanecer fechados e firmes. Apoie a coroa da cabeça no solo para que a parte posterior dela fique em contato com as palmas das mãos. Flexione os dedos dos pés e eleve o quadril. Estenda as pernas e leve o peso para os antebraços e para a cabeça. Caminhe com os pés em direção à cabeça e, com um leve impulso, levante as pernas e os pés do solo, aproximando as pernas flexionadas do peito. Todo o peso do corpo recai fundamentalmente nos braços e um pouco na cabeça. Levante as pernas lentamente, na direção vertical. Permaneça nesta postura por vinte a trinta respirações e desfaça-a, na direção oposta, lentamente. Para avançar na postura, pode-se praticar no canto de duas paredes.

CONTRAPOSTURA
Balasana. Tadasana.

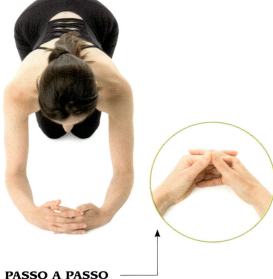

PASSO A PASSO
Posição inicial dos antebraços e das mãos. Coloque a cabeça e ajuste as mãos para que esteja bem firme. Mova o peso para os braços e para a cabeça. Os antebraços empurram o chão, levante uma perna e depois a outra.

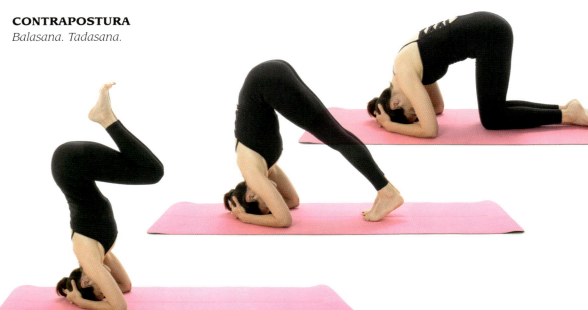

ASANAS SEMI-INVERTIDOS E INVERTIDOS: *Salamba Sirsasana* 113

O domínio de *Sirsasana* proporciona calma mental, reforça a autoestima e a autoconfiança. Regula os *nadis Ida* e *Pingala*, equilibrando-os. Estimula o *Sahasrara chakra*.

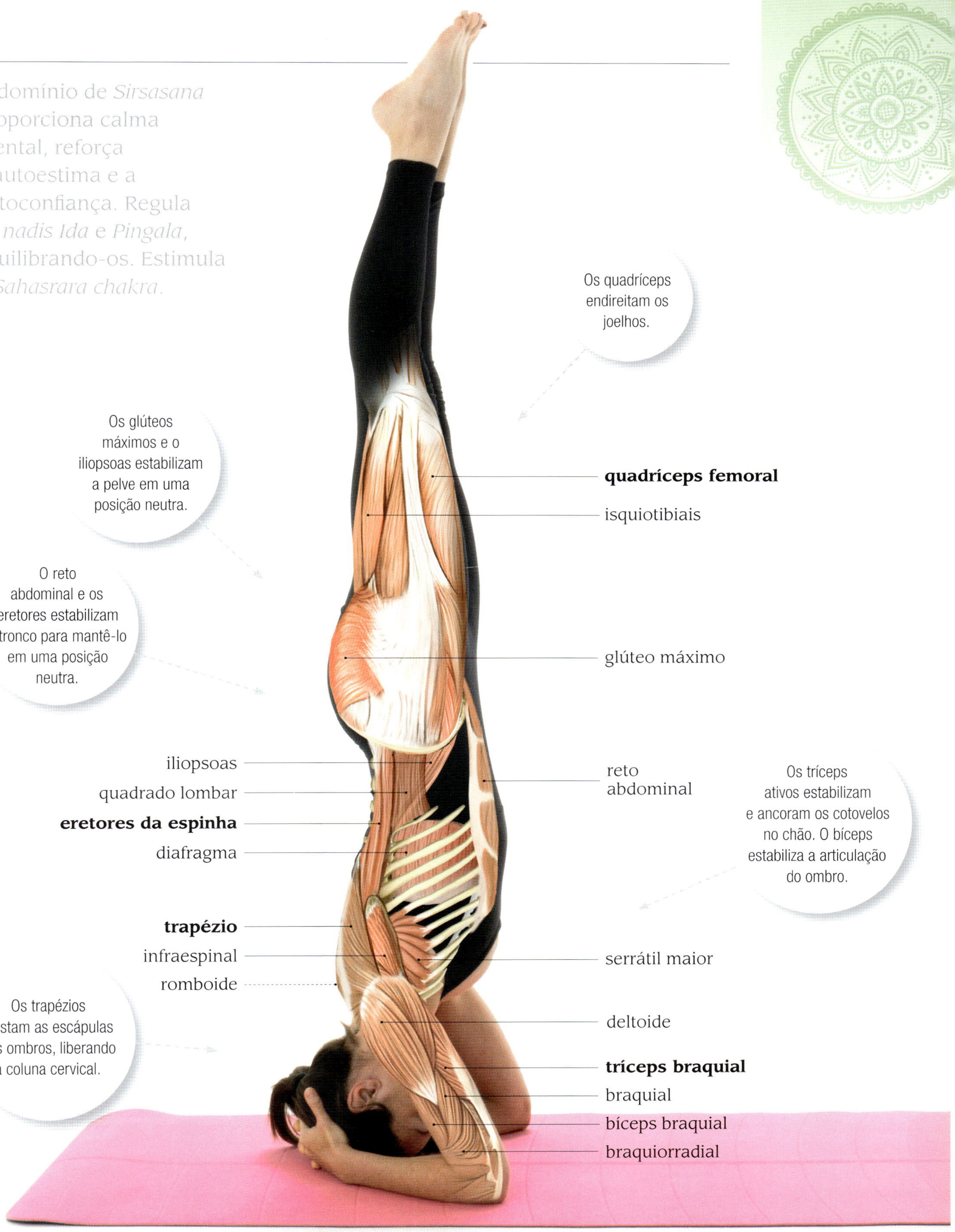

Os quadríceps endireitam os joelhos.

Os glúteos máximos e o iliopsoas estabilizam a pelve em uma posição neutra.

O reto abdominal e os eretores estabilizam o tronco para mantê-lo em uma posição neutra.

quadríceps femoral

isquiotibiais

glúteo máximo

iliopsoas

quadrado lombar

eretores da espinha

diafragma

reto abdominal

Os tríceps ativos estabilizam e ancoram os cotovelos no chão. O bíceps estabiliza a articulação do ombro.

trapézio

infraespinal

romboide

serrátil maior

Os trapézios afastam as escápulas dos ombros, liberando a coluna cervical.

deltoide

tríceps braquial

braquial

bíceps braquial

braquiorradial

Asanas

Suryanamaskar, a Saudação ao Sol

A Saudação ao Sol é uma sequência dinâmica de doze posturas que se repetem, e cada movimento é sincronizado com a respiração. Esta série de exercícios pode ser praticada de forma independente ou antes de uma sessão de yoga.

BENEFÍCIOS

■ **Atua** em todo o organismo, revigorando e fortalecendo toda a musculatura. Mobiliza as articulações, o que torna as costas flexíveis.

■ **Tonifica** o sistema digestivo, fazendo uma massagem em todos os órgãos internos responsáveis pela digestão. Evita a constipação e a dispepsia.

■ **Estimula e tonifica** o sistema nervoso, regulando as funções do sistema nervoso simpático e do parassimpático. Sua prática contínua devolve a serenidade.

■ **Aumenta** a atividade cardíaca e permite boa irrigação de sangue em todo o corpo.

■ **Oxigena e desintoxica** todo o corpo, sincronizando o movimento com a respiração.

De acordo com a tradição, *Suryanamaskar* se realiza ao amanhecer, quando o sol está nascendo. O exercício vai se repetindo e pode ser executado doze vezes seguidas, mantendo uma atitude interna de oração e gratidão à luz do sol. Também pode ser praticado no início de uma sessão de asana, já que é uma ótima forma de aquecer e preparar músculos e articulações.

Existem muitas variações diferentes, dependendo de sua sequência e velocidade. Escolhemos uma das mais tradicionais por ter execução e aprendizagem fáceis.

TÉCNICA
Para aprender a Saudação ao Sol, apenas é necessário memorizar os primeiros movimentos, já que depois se repetem no sentido oposto.

1. *Pranamasana*.
Postura da oração
Comece em *Tadasana*. Os pés juntos ou levemente separados, distribua o peso do corpo igualmente entre os calcanhares, à frente dos pés e entre eles. As pernas estão firmes, coloque a pelve em uma posição neutra, nem em retroversão, nem em anteversão, e expanda as costas retas para cima. Também alongue a coluna cervical. Com uma inspiração, junte as mãos, expanda o tórax e coloque-as em uma posição de saudação (*namaste*), com os polegares tocando o esterno. Expire profundamente.

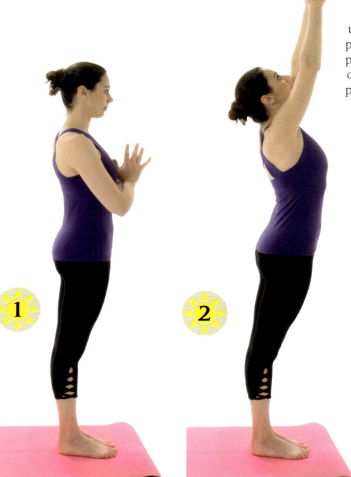

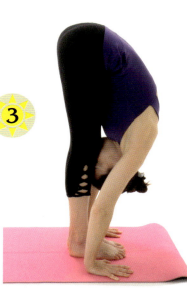

2. *Hasta Uttanasana*.
Postura dos braços acima da cabeça
Inspirando, eleve os braços para a frente e para cima. A cabeça acompanha o movimento. O esterno também faz um movimento ascendente, enquanto inclina a coluna delicadamente para trás. Os glúteos e as coxas permanecem ativos.

3. *Padahastasana*.
Postura da flexão para a frente
Com uma expiração, abaixe os braços e flexione o tronco para a frente. A parte inferior das costas estão retas e as palmas das mãos buscam o chão, sendo colocadas ao lado dos pés, formando uma linha com eles e com os dedos apontados para a frente. Se tiver pouca flexibilidade, pode flexionar os joelhos. O tronco e a cabeça se aproximam das coxas. A cabeça está relaxada.

4. *Ashwa Sanchalanasana*.
Postura equestre
Inspire enquanto flexiona o joelho esquerdo, sem ultrapassar o tornozelo, e estenda a perna direita para trás. O joelho direito e os dedos do pé direito se apoiam no chão. As mãos e o pé esquerdo são mantidos no chão. O rosto olha para a frente, embora em algumas escolas a cabeça fique ligeiramente para trás.

5. *Chaturanga Dandasana*.
Postura da tábua
Com uma expiração, leve a perna esquerda para trás, ao lado da outra, de modo que fiquem paralelas. A pelve não cai. O corpo formará um plano inclinado, da cabeça aos pés.

6. *Ashtanganamaskara*.
Saudação com os oito membros
Com os pulmões vazios, retenha a respiração, enquanto apoia os joelhos no chão, depois o peito e, finalmente, o queixo. Na posição final, a coluna fica um pouco arqueada e a pelve, elevada.

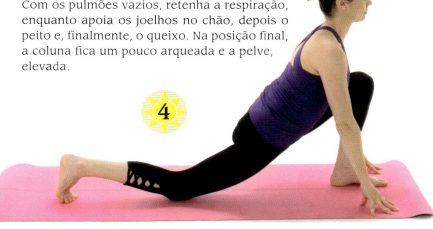

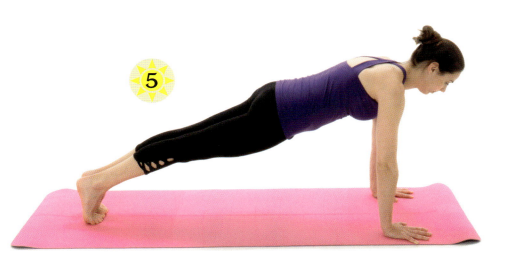

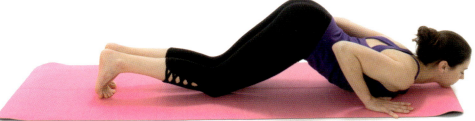

A Saudação ao Sol permite integração entre corpo, mente e respiração.

Asanas

CONTRAINDICAÇÕES

- **Problemas agudos** ou dores crônicas nas costas.
- **Hérnias.**
- **Inflamação** no abdome.
- **Hipertensão** e problemas oculares.
- **Gravidez** em estágio avançado.

7. *Bhujangasana*.
Postura da cobra
Com uma inspiração, avance o corpo, deslizando o queixo e o peito pelo chão. Pressionando as palmas das mãos contra o chão e com a força dos braços e das costas, levante, primeiro a cabeça e depois o tórax, focando a elevação vértebra por vértebra. Os glúteos e as coxas se contraem. Os ombros permanecem para trás e para baixo, de modo que se crie uma amplitude torácica. O púbis ainda está em contato com o chão, e a coluna é estendida uniformemente.

8. *Adho Mukha Svanasana*.
Postura do cachorro olhando para baixo
(também chamada *Parvatanasana* ou postura da montanha)
Com uma expiração, fique nas pontas dos pés e, pressionando as mãos contra o chão, levante os joelhos e a pelve, que se projetam para trás e para cima. Mova o peso para as plantas dos pés e estenda as pernas, empurrando os calcanhares para o chão.

9. *Ashwa Sanchalanasana*.
Postura equestre
Ao inspirar, flexione o joelho direito (ou o esquerdo, mas lembrando sempre de flexionar o mesmo joelho em uma série e o outro joelho na próxima série), sem ultrapassar o tornozelo, e estenda a perna esquerda para trás. O joelho direito e os dedos do pé direito se apoiam no chão. A face olha para a frente.

10. *Padahastasana*.
Postura da flexão para a frente
Com uma expiração, traga de volta para a frente a perna estendida, colocando-a ao lado da outra e estendendo as duas. Os braços ficam para baixo, com o tronco flexionado para a frente. Aproxime o tronco e a cabeça das coxas. A cabeça fica relaxada.

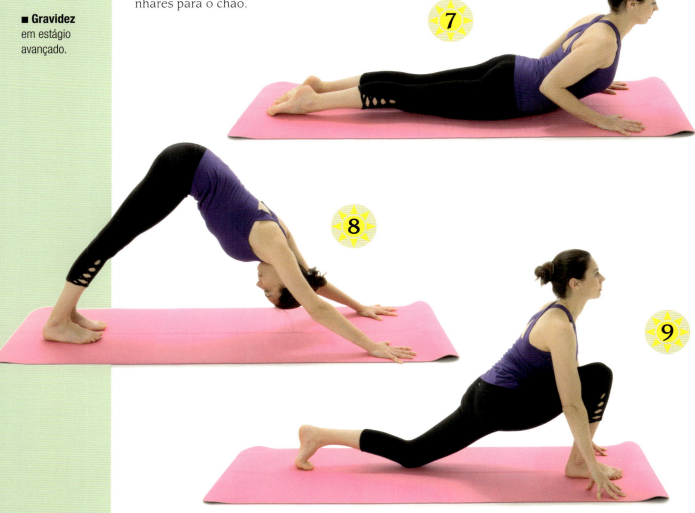

Suryanamaskar, a Saudação ao Sol

11. *Hasta Uttanasana.*
Postura dos braços acima da cabeça
Inspirando, flexione ligeiramente as pernas e leve os braços e o tronco para a frente e para cima. Enquanto levanta o tronco, ele permanece reto e os músculos das pernas estão ativos. A cabeça acompanha o movimento. O esterno também faz um movimento para cima, a coluna se inclina suavemente para trás. Na posição final, os glúteos e as coxas permanecem ativos.

12. *Pranamasana.*
Postura da oração
Expire e retorne à posição inicial. Os braços descem com as palmas das mãos juntas em *namaste*, passam na frente do rosto e buscam o contato dos polegares com o esterno.

Pode-se realizar de duas a doze séries, levando em conta que a perna que avança na posição quatro deve alternar com a outra na próxima série. Ao terminar todas as séries, permaneça um momento em *Tadasana* e depois relaxe sentado ou deitado no chão. Tome consciência dos benefícios que a Saudação ao Sol trouxe.

ADAPTAÇÃO
Pode-se praticar meia Saudação ao Sol combinando as posturas em séries curtas, por exemplo:
a) posturas 1, 2, 3, 11, 12
b) posturas 1, 2, 3, 4, 10, 11, 12
c) posturas 1, 2, 3, 4, 8, 9, 10, 11, 12

Estas combinações são uma alternativa para as pessoas que, por diversos motivos, não podem realizar a Saudação ao Sol completa.

ASPECTOS-CHAVE

■ Use um tapete de yoga antiderrapante para executar os asanas e pratique com os pés descalços.

■ Execute os exercícios prestando "atenção plena", encadeando os movimentos de maneira suave e harmoniosa, evitando mudanças bruscas de velocidade.

■ Inicie devagar, se o corpo estiver um pouco rígido ou entorpecido, e vá aumentando gradualmente a velocidade. A velocidade dependerá da circunstância de cada pessoa.

■ Para obter o máximo benefício, o exercício deve ser sincronizado com a respiração.

■ Após a prática, relaxe alguns minutos em *Savasana* e tome consciência do que o exercício trouxe.

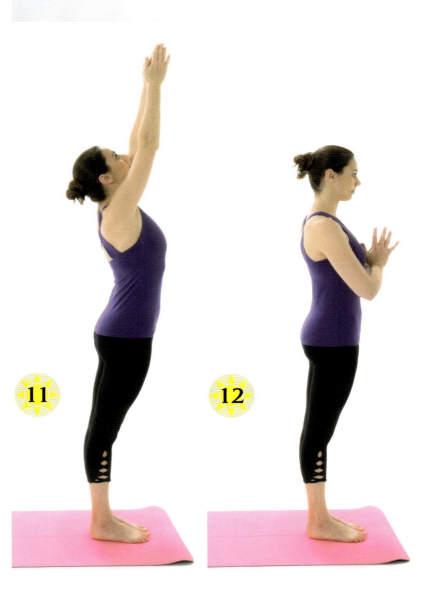

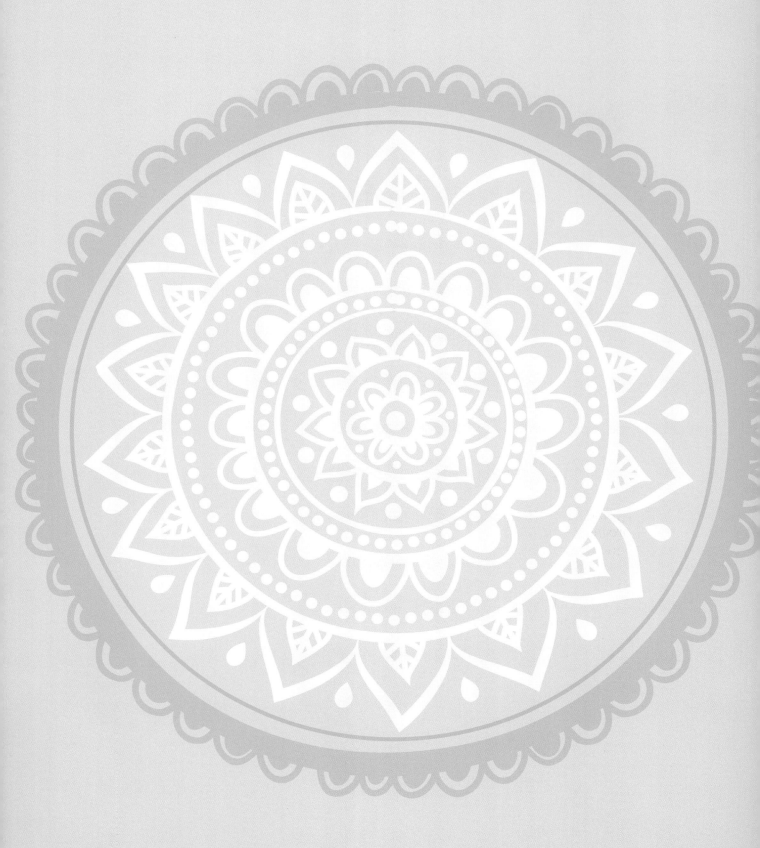

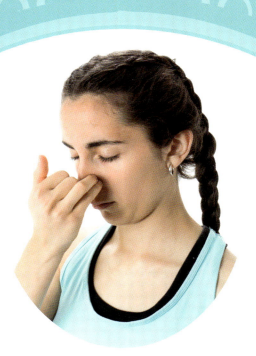

PRANAYAMA E BANDHAS

Pranayama é um conjunto de técnicas que possibilitam o autocontrole voluntário do processo respiratório. Seu principal objetivo é dominar os estados mentais e equilibrar os fluxos energéticos do organismo. Os *bandhas*, por outro lado, são contrações musculares voluntárias que permitem controlar e canalizar a energia. Na primeira parte deste capítulo, são descritas a anatomia e a biomecânica do sistema respiratório, necessárias para introduzir os exercícios propostos. Em seguida, são expostas algumas técnicas básicas comuns utilizadas na prática do *pranayama*. Finalmente, são descritos os três *bandhas* mais importantes.

Pranayama e bandhas

PRANAYAMA

O sistema respiratório

O sistema respiratório trabalha em cooperação com o sistema cardiovascular para fornecer oxigênio ao nosso corpo e eliminar dióxido de carbono. A troca, que ocorre no nível celular, é chamada respiração celular. O oxigênio é obtido da atmosfera e passa pelos pulmões e, de lá, para o sangue, que, graças ao bombeamento do coração, o transporta pelo organismo até atingir todas as células onde ocorre a troca. Da forma inversa, o dióxido de carbono é eliminado do nosso corpo.

OS ÓRGÃOS DO SISTEMA RESPIRATÓRIO

O sistema respiratório é constituído de diferentes órgãos: cavidades nasais, faringe, laringe, traqueia, brônquios e pulmões, onde estão contidos os alvéolos. A principal função de todos é transportar, umidificar, aquecer e purificar o ar que entra nos pulmões. Nos alvéolos ocorre a troca de gases.

As cavidades nasais. São revestidas com uma mucosa cuja função é filtrar, aquecer e umedecer o ar que inspiramos. Os receptores olfativos se encontram nessa mucosa. O ar que entra é impulsionado para a parte posterior do nariz, onde se desloca aproximadamente 90° para entrar na faringe.

A faringe. Comumente chamada garganta, é constituída de três regiões: nasofaringe, orofaringe e laringofaringe. Somente a primeira é exclusiva da respiração; as outras duas são compartilhadas com o trato digestivo. Na faringe, encontramos as amígdalas, que têm uma função defensiva no corpo.

A laringe. Dirige o ar para a traqueia e evita a passagem de alimentos durante a deglutição, o que ocorre graças à glote. Além disso, é o órgão da fonação; suas dobras ou cordas vocais têm a capacidade de vibrar e gerar o som da voz.

A traqueia. É reforçada por anéis cartilaginosos e musculatura lisa. É encarregada de transportar o ar da laringe até o brônquio primário.

Os brônquios primários. A traqueia é subdividida em brônquio direito e brônquio esquerdo. Deles, o ar passa para os pulmões.

Os pulmões. Cada pulmão é composto principalmente de tecido elástico e vias respiratórias. Cada um contém dez segmentos broncopulmonares subdivididos em brônquios secundários, terciários e bronquíolos. Tudo isso constitui a árvore brônquica.

Nos alvéolos ocorre a troca gasosa.

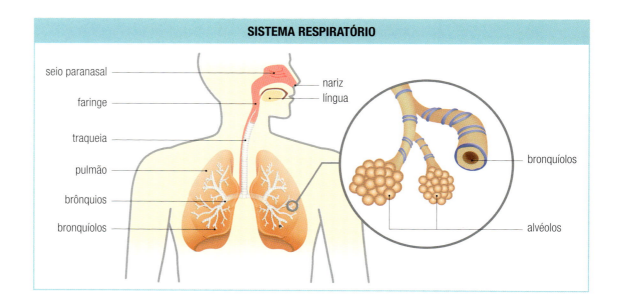

PRANAYAMA: O sistema respiratório

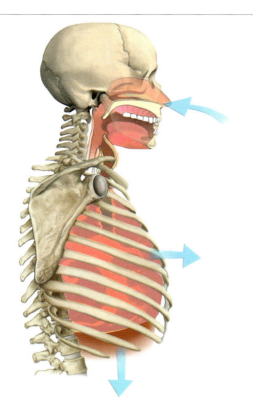
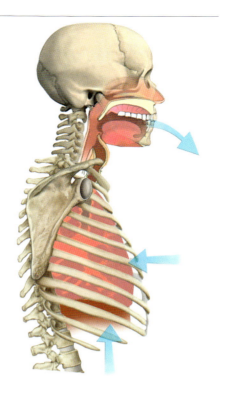

Os pulmões são formados por um tecido elástico que se adapta às dimensões da caixa torácica. Na inspiração, as costelas se elevam pela contração dos músculos intercostais externos, o diafragma desce e o ar entra nos pulmões. Na expiração, os músculos intercostais se relaxam, o diafragma sobe e o ar sai dos pulmões.

Os alvéolos. Os bronquíolos menores acabam nos alvéolos ou sacos de ar. É aí que ocorre a troca gasosa, ou seja, o oxigênio obtido da atmosfera passa do alvéolo para um pequeno capilar sanguíneo e o dióxido de carbono dos capilares passa para os alvéolos.

OS MÚSCULOS DA RESPIRAÇÃO

As inspirações são produzidas por uma ação muscular combinada; na expiração o pulmão, que é elástico, recupera seu estado natural ao se contrair junto à caixa torácica. Três principais grupos musculares são envolvidos na respiração:

Os músculos intercostais intervêm na expansão e contração do tórax. Na inspiração, participam os músculos intercostais externos, ampliando a caixa torácica. Em uma expiração forçada, são os músculos intercostais internos que contraem o tórax.
Os músculos abdominais intervêm em respirações profundas e conscientemente forçadas. No yoga, são muito importantes e usados no *pranayama*.
O diafragma é um grande músculo em forma de guarda-chuva localizado entre a cavidade torácica e a cavidade abdominal. Forma um tendão central ligado às fibras musculares, formando a seu redor bandas musculares.

BIOMECÂNICA DA RESPIRAÇÃO

As alterações no volume da caixa torácica causam uma mudança contínua de pressão entre o interior e o exterior dos pulmões. Essas mudanças de pressão são compensadas pelo fluxo de ar que entra ou sai.

A inspiração ocorre quando o ar entra nos pulmões, aumentando a caixa torácica em razão da contração do diafragma e dos músculos intercostais externos. O diafragma, quando se contrai, move-se para baixo e se aplaina, enquanto os músculos intercostais elevam as costelas. Essa operação gera mais volume intrapulmonar, bem como um ligeiro vácuo, o que faz fluir o ar para o interior da caixa torácica.
A expiração geralmente é um processo passivo. A elasticidade pulmonar natural e o relaxamento dos músculos inspiratórios diminuem o volume intrapulmonar e torácico. O diafragma sobe. A pressão intrapulmonar é maior do que a atmosférica e o ar sai para igualar a pressão dentro e fora da caixa torácica.

Quando a expiração se torna um processo ativo, é chamado expiração forçada. Os músculos intercostais são ativados, os abdominais são contraídos, e a combinação dos dois ajuda a expulsar o ar.

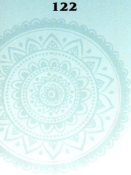

Pranayama e bandhas

PRANAYAMA

Tipos básicos de respiração

Antes de introduzir o *pranayama*, apresentamos os quatro tipos básicos de respiração que podemos realizar conscientemente: respiração diafragmática, respiração torácica, respiração clavicular e respiração paradoxal.

É necessário tomar consciência da nossa respiração natural antes de iniciar qualquer exercício. A observação da respiração nos permite obter muita informação sobre o nosso estado físico e psicológico.

Estes primeiros exercícios de respiração que propomos facilitam a prática posterior do *pranayama*.

OBSERVAÇÃO DA RESPIRAÇÃO NATURAL

Antes de qualquer modificação consciente da respiração, devemos ouvir o nosso interior, observar como respiramos antes e depois do exercício. Dessa forma, podemos focar o presente, o aqui e o agora do nosso processo respiratório.

Técnica

Para tomar consciência de como respiramos, sente-se em *Sukasana* ou deite-se em *Savasana*. Feche os olhos e, sem modificar o processo respiratório, perceba como o ar entra e como sai pelos orifícios nasais. A observação deve ser passiva, perceba onde ela surge, que parte do corpo se expande, qual se contrai e o toque e a temperatura do ar que entra e sai pelo nariz.

Vá aceitando a respiração como está, sem tentar modificá-la. Permaneça assim por alguns minutos. Caso um bloqueio apareça ou se canse, pare e boceje, alongando o corpo.

RESPIRAÇÃO DIAFRAGMÁTICA

Esta é respiração mais simples e natural, a que observamos em um bebê quando ele dorme pacificamente. No entanto, a respiração diafragmática não é apenas uma respiração abdominal relaxada, deve ser realizada levando em consideração a cintura abdominal.

Técnica

Deitado em *Savasana*, ou postura do cadáver, coloque as mãos nas laterais do abdome. No começo, estabeleça uma respiração abdominal, de modo que ao inspirar o abdome se eleve e, ao expirar, abaixe na direção do chão.

Uma vez que essa respiração abdominal "relaxada" é alcançada, realize a respiração concentrando a atenção na cintura abdominal. Para isso, é necessário manter um leve tônus muscular abaixo do umbigo. Ao inspirar, apenas a parte superior do abdome se alarga. O volume de ar inspirado é o mesmo que na respiração relaxada, mas agora a contrapressão do abdome amplia a parte superior dele, criando uma pressão intra-abdominal adequada. Isso é importante para evitar a deformação permanente da parte inferior do abdome.

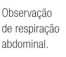

Observação de respiração abdominal.

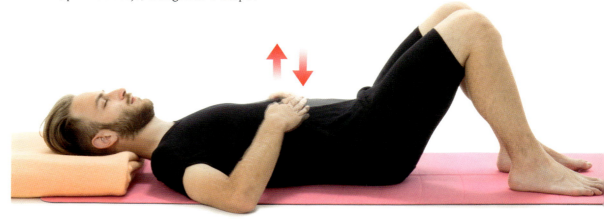

PRANAYAMA: Tipos básicos de respiração

RESPIRAÇÃO TORÁCICA

É uma respiração profunda. O ar entra no tórax, que se expande para cima e para os lados. A elevação do peito acontece graças aos músculos intercostais.

Técnica

A posição de *Savasana* é ideal para experimentar a respiração torácica. Coloque as duas mãos na altura das costelas e inspire tentando expandir o tórax para os lados e para cima. A parede abdominal permanece relaxada, mas, ao mesmo tempo, mantém um tono muscular suave. Na inspiração, a caixa torácica se amplia ao máximo e o diafragma só intervém para que sua câmara não seja pressionada para cima (como aconteceria em uma expiração ou em uma respiração inversa ou paradoxal).

RESPIRAÇÃO CLAVICULAR

É uma respiração muito superficial em que apenas a parte superior do tórax se eleva. Os músculos responsáveis por esta respiração são os escalenos, que se originam na coluna cervical e são inseridos na primeira e na segunda costelas. Observe a respiração clavicular ao longo de uma respiração completa (ver *Maha Yoga Pranayama*).

RESPIRAÇÃO PARADOXAL

Aparece depois de um susto ou de sofrer uma situação inesperada que nos causa uma impressão. Em situações estressantes de grande intensidade também adotamos essa respiração.

É denominada "paradoxal" porque a parede abdominal, durante a inspiração, se move para dentro e, na expiração, para fora. O oposto do que acontece na respiração diafragmática. Os músculos intercostais externos criam um vácuo na caixa torácica que empurra o diafragma para cima.

Esta respiração estimula o sistema nervoso simpático e prepara para uma situação estressante de luta ou fuga em situações de emergência.

Observação da respiração torácica.

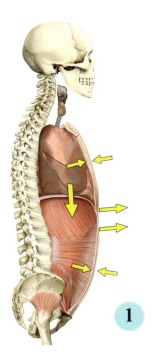
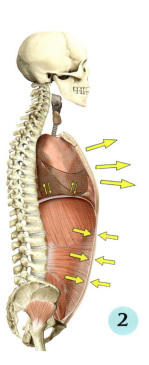
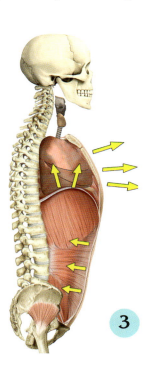

1. Respiração diafragmática.

2. Respiração torácica.

3. Respiração paradoxal.

Pranayama e bandhas

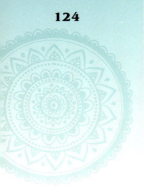

PRANAYAMA

A prática do *pranayama*

Os antigos *yogis* da Índia inventaram o *pranayama*, que é um conjunto de técnicas que permitem autocontrolar o processo respiratório. Com sua prática contínua, pode-se dominar os estados mentais e equilibrar os fluxos de energia do corpo.

O PRANA

O termo *prana* foi traduzido de muitas maneiras: respiração, ar, vida, força vital, energia. Também teve diferentes interpretações que, de forma sintética, descrevem o *prana* como a essência do princípio energético do universo. A partir dessa definição, o *prana* seria encontrado em todos os lugares, manifestando-se em movimento e transformação constante. A respiração, além de fornecer oxigênio a todas as células do corpo e eliminar o dióxido de carbono, é a principal fonte de obtenção de *prana*. Também é absorvido pela pele.

O PRANAYAMA

O termo "*pranayama*" vem da palavra *prana*, que é traduzido como "energia vital", e de *ayama*, que significa "conter", "controlar". O *pranayama* é, então, um conjunto de técnicas que, pela regulação do processo respiratório, permitem controlar o *prana*. Esse controle da respiração ocorre conscientemente, com o prolongamento de inspiração, retenção e expiração.

Seu principal objetivo é captação, acumulação e distribuição de *prana* em todo o nosso corpo. Com sua prática contínua, aumentam e se equilibram os fluxos vitais de energia. Além disso, ao controlar a respiração, podemos, ao mesmo tempo, controlar os estados mentais.

O *prana* que absorvemos é uma forma especializada do *prana* cósmico. No corpo humano, o *prana* desempenha dez funções conhecidas como *pranavayus* (ar vital). Os cinco *pranavayus* que funcionam dentro do corpo são chamados *vayus*, ou *pancha pranas*, e são: *prana, apana, samana, udana* e *vyana*.

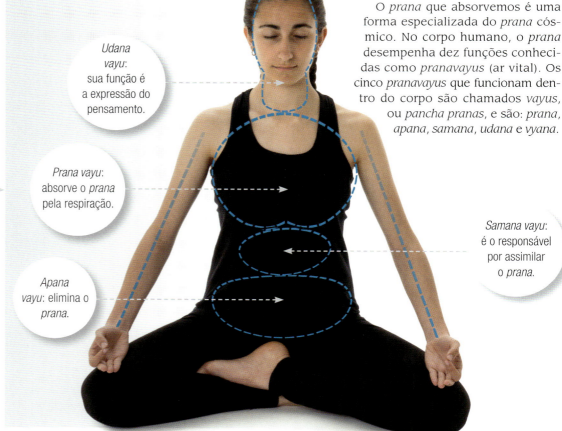

Prana é a energia vital, pura e sutil que permeia todo o universo.

Vyana vayu: distribui o *prana* pelo corpo e coordena os outros *vayus*.

Udana vayu: sua função é a expressão do pensamento.

Prana vayu: absorve o *prana* pela respiração.

Apana vayu: elimina o *prana*.

Samana vayu: é o responsável por assimilar o *prana*.

PRANAYAMA: A prática do *pranayama*

125

BENEFÍCIOS DO *PRANAYAMA*

- **Influencia** positivamente o corpo físico, psíquico, mental e energético do ser humano.
- **Facilita** a oxigenação do sangue e a eliminação de dióxido de carbono.
- **Desenvolve** uma mente estável e equilibrada.
- **Beneficia** os sistemas nervoso, respiratório e circulatório.
- **Tonifica** o coração.
- **Fornece vitalidade**, aumenta o nível de energia e ativa os *chakras*.
- **Equilibra** a atividade dos *nadis*, purificando-os e eliminando seus possíveis bloqueios.

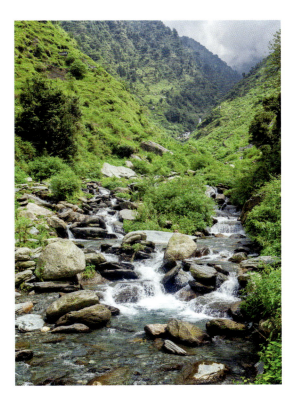

FASES DA RESPIRAÇÃO

A respiração do yoga compreende quatro fases: inspiração (*puraka*), retenção da respiração com pulmões completamente cheios (*antara kumbhaka* ou *puraka kumbhaka*), expiração (*rechaka*) e retenção da respiração com pulmões vazios (*bahya kumbhaka* ou *rechaka kumbhaka*).

Em *puraka* participamos do ambiente que nos rodeia, a atitude deve estar aberta à recepção. Em *antara kumbhaka*, a energia universal se funde com a energia individual, as experiências são assimiladas e mantidas. Em *rechaka*, nós nos afrouxamos e "largamos" tudo o que já não nos interessa, é um processo de desapego e desprendimento. Em *bahya kumbhaka*, abandonamos nosso próprio ser para nos fundir com o *prana* universal; é um momento de reencontro com si mesmo, de calma e de reconhecimento.

JALA NETI

As respirações se realizam normalmente pelo nariz, por isso é necessário manter as fossas nasais bem limpas e livres. Para isso, é recomendável fazer *Jala Neti*, utilizando um lota (higienizador) e água salgada.

O processo é simples. Encha o lota de água salgada em temperatura morna. Pode usar água do mar diluída ou adicionar uma colher de chá de sal na água do lota. Alternativamente, primeiro passamos a água de uma narina para a outra, e vice-versa. A boca permanece aberta durante o processo. Quando terminar, é importante secar bem as narinas.

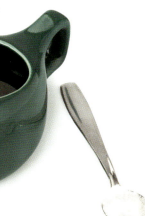

O lota nos permite fazer lavagens nasais.

CONSIDERAÇÕES ANTES DE INICIAR A PRÁTICA

- O melhor momento para praticar *pranayama* é de manhã, depois de uma sessão de asanas, ou Saudação ao Sol.
- Pratique em um local ventilado ou ao ar livre.
- Escolha uma postura firme e confortável e mantenha os olhos fechados.
- Evite praticar depois de comer ou quando estiver com fome.
- Antes de começar uma prática de *pranayama*, observe a respiração natural.
- A respiração deve ser (exceto em algumas práticas) silenciosa, suave, lenta e profunda.
- Depois de executar *pranayama*, é necessário que relaxemos em *Savasana* por alguns minutos.

Cachoeira de Bhagsu, norte da Índia. O ar na natureza está carregado de *prana*.

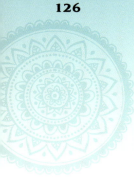

Pranayama e bandhas

PRANAYAMA

Iniciação ao *pranayama*

Existe uma conexão profunda entre a respiração e os estados emocionais, mentais e energéticos. Pela prática do *pranayama*, podemos modificar e equilibrar nosso estado interno, de forma que o ativamos, acalmamos e equilibramos. A prática contínua desenvolve novas capacidades e permite fortalecer aquelas de que precisamos.

FREQUÊNCIA E RITMO RESPIRATÓRIO

A frequência é o número de respirações que realizamos em um tempo específico. Em um adulto saudável, a frequência normal é entre doze e vinte respirações por minuto. A frequência varia de acordo com idade e humor. Uma respiração rápida pode ser um sintoma de agitação emocional ou ansiedade, enquanto que uma respiração lenta indica tranquilidade psíquica e mental.

O ritmo é a regularidade do tempo que investimos nas fases de inspiração e expiração. A prática contínua do *pranayama* nos permite modificar nosso próprio ritmo à vontade para obter diferentes respirações: equilibrante, estimulante e tranquilizante. Quando a duração da inspiração é semelhante ou igual à expiração (1:1), dizemos que a respiração é equilibrante. Se a expiração é mais lenta e longa que a inspiração, temos uma respiração calmante (1:2); e se, por outro lado, a inspiração é passiva e lenta e a expiração curta e potente, é uma respiração estimulante (2:1).

do pescoço. Os lábios, a expressão do rosto, o maxilar e a língua permanecem relaxados. Ao contrário da meditação, o *pranayama* pode ser praticado com a ponta do nariz em direção ao esterno, isto é, com a cabeça ligeiramente inclinada para baixo.

Durante a prática, os olhos permanecem fechados, mas, se necessário, podem ser abertos de tempos em tempos para observar a postura e reajustá-la. Os ouvidos ficam atentos ao som da respiração. O olhar é direcionado para o interior.

O gráfico mostra a respiração normal em estado relaxado, momento em que a expiração é ligeiramente maior do que a inspiração. O ritmo seria (5:6): relação inspiração e relação expiração.

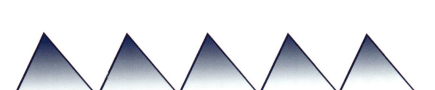

A POSTURA ADEQUADA PARA A PRÁTICA

Para praticar *pranayama*, é essencial sentar-se em uma postura correta, isto é, em uma postura de meditação (veja o próximo capítulo). Dependendo da nossa flexibilidade, escolhemos uma ou outra.

Sente-se com as costas retas, o tronco permanece ativo, enquanto os braços descansam nas pernas. Os ombros vão para baixo, longe

Prática de *pranayama*. Mantém o corpo estável e firme, enquanto a mente permanece alerta, embora calma.

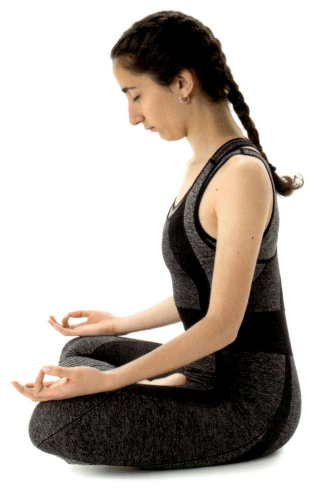

MAHA YOGA PRANAYAMA

Mahat significa "grande", "poderoso", "abundante". Também pode significar o primeiro princípio da consciência do qual surgem todos os outros fenômenos. É a respiração completa, a grande respiração do yoga.

Técnica

Sentado em postura de meditação ou em *Savasana*, observe a respiração natural. Com um movimento lento e uniforme, estabeleça uma nova respiração que afeta as três zonas respiratórias. Inicie a inspiração na região abdominal, que se espalha suavemente para a região torácica e termina na clavícula. Ao expirar, proceda da mesma maneira: solte o ar primeiramente da região abdominal, depois da torácica e da clavícula.

BENEFÍCIOS

- **Oxigena** bastante o corpo. Elimina toxinas.
- **Relaxa** o sistema nervoso, acalma a mente.
- **Elimina** fadiga, tensão e estresse.
- **Massageia** os órgãos internos.
- **Aumenta** a capacidade pulmonar, oferece descanso ao coração.
- **Rejuvenesce** todo o corpo.

SUKHA PRANAYAMA

Esta é uma respiração fácil, graças a qual se igualam os ritmos respiratórios

Técnica

Sentado em postura de *pranayama*, com o queixo ligeiramente retraído, observe sem modificar a respiração natural. Alguns minutos depois, vá igualando a duração de *Puraka* (inspiração) e *Rechaka* (expiração). No início, concentre-se em contar o tempo investido na expiração (um, dois, três, etc.) e iguale com o tempo de inspiração (um, dois, três, etc.).

Realize *Suka Pranayama* durante alguns minutos, então deixe que a respiração volte a fluir de forma natural.

Observe os efeitos da prática.

BENEFÍCIOS

- **Equilibra** todo o organismo.
- **Realizada** com a respiração completa, somam-se os mesmos benefícios.
- **Prepara** para a meditação.

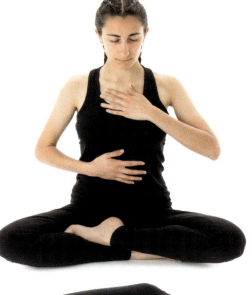

Sentado na postura de meditação, com uma mão no abdome e outra na região torácica, tome consciência do fluxo de respiração pelos três espaços respiratórios.

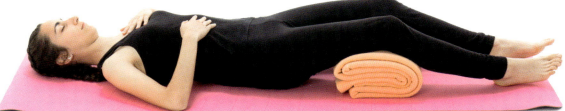

Em *Savasana*, a prática de *Maha Yoga Pranayama* permite observar melhor os três espaços respiratórios.

Pranayama e bandhas

PRANAYAMA
Técnicas básicas do *pranayama*

As várias técnicas de *pranayama* que existem exercem inúmeros efeitos benéficos sobre nosso organismo. Algumas são tranquilizadoras e sedativas do sistema nervoso; outras, pelo contrário, são revitalizadoras. A prática contínua traz um estado de equilíbrio físico e mental preparatório para a meditação.

Apresentamos três técnicas básicas e simples que trazem equilíbrio e calma mental: *Nadi Sodhana*, *Ujjayi* e *Bhramari pranayama*.

NADI SODHANA PRANAYAMA
Nadi significa "tubo" ou "canal", e *sodhana* é sinônimo de "purificar". *Nadi Sodhana Pranayama* é, então, a respiração que purifica os *nadis*. Trata-se de uma respiração sem retenções em que o ar passa, alternadamente, por cada narina.

Técnica
Sentado na postura de meditação, observe a respiração natural. Coloque a mão direita com os dedos indicador e médio dobrados para dentro, deixando livres o polegar, o dedo anelar e o dedo mínimo. Com o polegar, feche a narina direita; com o dedo anelar e o dedo mínimo, feche a narina esquerda. Coloque a mão esquerda em *Jñana mudra*.

Com o polegar, cubra a narina direita para que expire e inspire pela esquerda. Em seguida, com o dedo anelar e o dedo mínimo, cubra a narina esquerda e, então, expire e inspire pela direita. Volte a fechar a narina direita e vá alternando dessa forma a respiração por cada narina.

Respire de forma relaxada e sem interrupções. Mantenha o exercício enquanto for confortável. Quando adquirir prática na técnica, vá igualando o ritmo entre expiração e inspiração.

Detalhe da posição dos dedos no nariz. Para encontrar a posição exata, deslize os dedos de cima para baixo nos dois lados do septo nasal. Quando chegar à zona mole, nas narinas, encontra-se o lugar exato onde se deve pressionar para cobrir a entrada de ar.

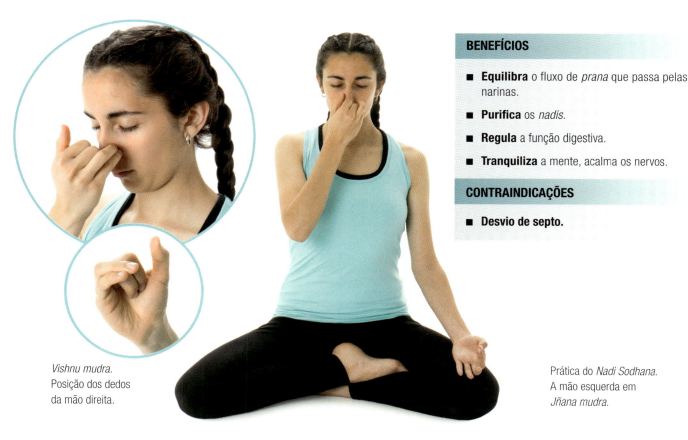

BENEFÍCIOS
- **Equilibra** o fluxo de *prana* que passa pelas narinas.
- **Purifica** os *nadis*.
- **Regula** a função digestiva.
- **Tranquiliza** a mente, acalma os nervos.

CONTRAINDICAÇÕES
- Desvio de septo.

Vishnu mudra. Posição dos dedos da mão direita.

Prática do *Nadi Sodhana*. A mão esquerda em *Jñana mudra*.

PRANAYAMA: Técnicas básicas do *pranayama*

129

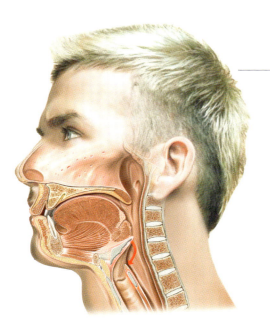

UJJAYI PRANAYAMA

Ud quer dizer "para cima". *Jaya* é traduzido como "vitória" ou "sucesso". É a respiração que leva ao sucesso. Trata-se de uma respiração na qual se fecha parcialmente a glote ao inspirar e expirar.

Técnica

Sentado em postura de meditação ou em *Savasana*, observe a respiração natural. Feche parcialmente a glote, de modo que o ar que entra e sai é levemente freado. Faça uma inspiração, principalmente torácica, ampla, lenta e profunda. Com os pulmões cheios de ar, feche a glote por um segundo para retê-lo. Ao expirar, a glote volta a ficar entreaberta; contraia os músculos da parede abdominal para o ar sair mais devagar do que na inspiração. O ritmo deve ser 1:2, ou seja, a expiração deve durar o dobro da inspiração.

Observe o ruído que se produz em todo o processo de inspiração-expiração. Pode prolongar esse processo de alguns minutos a um tempo muito mais longo e praticar *Ujjayi* ao realizar a Saudação ao Sol ou ao praticar asanas.

BENEFÍCIOS

- **Aumenta** a força e o volume respiratório.
- **Desacelera** a frequência cardíaca, diminui a pressão arterial.
- **Proporciona** grande calma mental e um profundo senso de relaxamento.
- **Aumenta** a capacidade de concentração e interiorização.

BHRAMARI PRANAYAMA

É a respiração das abelhas.

Técnica

Sentado em postura de meditação, tome conhecimento da respiração por alguns minutos. Expire e faça uma longa inspiração. Com os pulmões cheios, retenha o ar por alguns segundos. Pode-se executar *Jalandhara* e *Mula bandha* (veja a próxima página) por alguns segundos e depois desfaça-os. Coloque os braços na altura dos ombros e tape os ouvidos com os dedos indicadores. Expulse o ar pouco a pouco, emitindo um som semelhante ao zumbido de um zangão. Desfaça a posição das mãos e volte à posição inicial de meditação.

Pode repetir o exercício várias vezes.

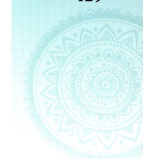

Anatomia da laringe, com o estado da glote.

BENEFÍCIOS

- **Reduz** a pressão sanguínea.
- **Fornece** tranquilidade e calma mental.
- **Induz** a estados meditativos.

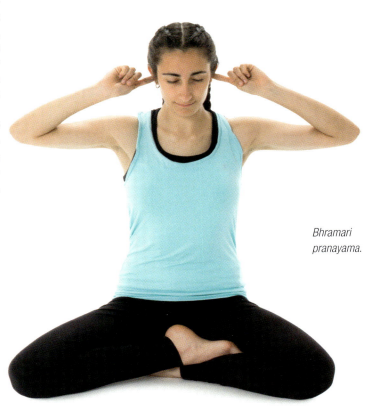

Bhramari pranayama.

Pranayama e bandhas

BANDHAS

Bandhas: chaves energéticas

A palavra *bandha* significa "selar" ou "chave". *Bandhas* são contrações musculares, realizadas voluntariamente, que incidem em uma parte específica do corpo. Do ponto de vista energético, são responsáveis por controlar e canalizar o *prana* que circula pelos *nadis*, dirigindo-os para *Sushumna nadi*. Também dissipam os nós (*granthis*) que bloqueiam o *prana* e o impedem de fluir livremente para o canal central.

Os três *bandhas* mais importantes são: *Jalandhara bandha*, *Uddiyana bandha* e *Mula bandha*. Geralmente, são combinados com a realização de *mudras* e *pranayama*. Para uma realização correta, esta prática deve ser guiada por um professor de yoga experiente.

JALANDHARA BANDHA
Jala significa "rede", "trama" ou "malha"; *dhara* indica "tração ascendente". *Jalandhara* sela a respiração em sua garganta.

Técnica
Sentado em postura de meditação, apoie as mãos nos joelhos. Expire e faça uma ampla inspiração completa. Com os pulmões cheios (*antara kumbhaka*), faça o gesto de engolir a saliva e incline a cabeça à frente, colocando o queixo entre as duas clavículas e o início do esterno. A cervical estende. As mãos pressionam contra os joelhos. Os ombros ficam inclinados ligeiramente para a frente e para cima, para ajudar a selar a garganta.

Mantenha o *bandha* o tempo que for confortável. Para terminar, relaxe os ombros e o pescoço. Libere a glote para circular o ar.

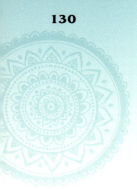

Jalandhara bandha.

BENEFÍCIOS
- **Estimula** a glândula tireoide.
- **Regula** o fluxo de sangue para o coração.
- **Diminui** a frequência cardíaca.
- **Acalma** todo o organismo em geral.

CONTRAINDICAÇÕES
- **Hipertireoidismo**, hipertensão arterial, problemas cardíacos.

UDDIYANA BANDHA
Uddiyana significa "voar para cima". Neste *bandha*, a contração dos músculos abdominais levanta o diafragma em direção ao tórax. Deve sempre ser feito com o estômago vazio.

Técnica
Este *bandha* é praticado nas posturas sentadas de *Sukhasana*, *Siddhasana* ou *Padmasana*. Para começar, também pode fazê-lo em pé. Deve-se apenas realizar este exercício com pulmões completamente vazios (*bahya kumbhaka*).

De pé. Posicione-se com as pernas ligeiramente afastadas e os joelhos um pouco flexionados. Apoie as mãos nas coxas, com os dedos em direção ao interior das pernas. Inspire e expire até que todo o ar seja esvaziado dos pulmões. A expiração pode ser feita com força pela boca. Retenha a respiração com o pulmão vazio e contraia os músculos abdominais para dentro e para cima, esvaziando o estômago.

Mantenha a retenção o tanto que seja confortável. Desfaça a posição relaxando os músculos abdominais e retornando à posição inicial. Inspire lentamente.

Sentado. Posicione-se em postura de meditação, com as mãos apoiadas nos joelhos. Inspire e expire profundamente. Feche os olhos, execute *Jalandhara bandha* e, na sequência, contraia os músculos abdominais e faça uma falsa inspiração para elevar o diafragma. As mãos pressionam os joelhos e os ombros se levantam ligeiramente. Mantenha o tempo que for confortável. Primeiro, desfaça *Uddiyana bandha*, então, *Jalandhara*. Inspire lentamente.

BENEFÍCIOS

- **Tonifica e massageia** os órgãos abdominais.
- **Revitalizante.**
- **Canaliza** a energia para cima e para o canal central.
- **Estimula** o *Manipura Chakra*.

CONTRAINDICAÇÕES

- **Úlceras** no sistema digestivo. Doenças cardíacas. Gravidez. Menstruação.

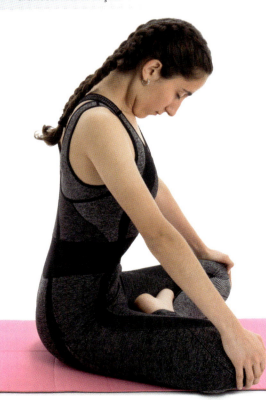

MULA BANDHA

Mule significa "raiz", "fonte", "origem", "base". Em *Mula bandha*, contrai-se o períneo, a área entre o ânus e os órgãos genitais. Nas mulheres, pode estar localizado no colo do útero. A postura mais apropriada é *Siddhasana*.

Técnica

Sentado em postura de meditação, observe a respiração natural. Feche os olhos e relaxe. Leve a atenção para o músculo do períneo, e o contraia (o colo do útero para as mulheres), tentando não contrair os esfíncteres anais (*aswini mudra*) nem os músculos urogenitais (*vajroli mudra*). Relaxe a área e repita várias vezes.

Pode praticá-lo com os pulmões cheios, junto com *Jalandhara bandha*, ou com os pulmões vazios.

BENEFÍCIOS

- **Aumenta** a circulação sanguínea na região perineal.
- **Dirige o prana** para cima, impulsionando *apana vayu* em direção a *prana vayu*.
- **Estimula** o *Muladhara Chakra* e induz o despertar da energia *Kundalini*.

CONTRAINDICAÇÕES

- **Hipertensão.** Gravidez. Menstruação.

MAHA BANDHA

Maha significa "grande", "forte", "poderoso". Neste *bandha*, também chamado *Bandha Traya*, os três *bandhas* anteriores são realizados simultaneamente. Antes de praticá-lo, é necessário dominar a técnica dos três *bandhas* separadamente.

Jalandhara bandha com Uddiyana bandha.

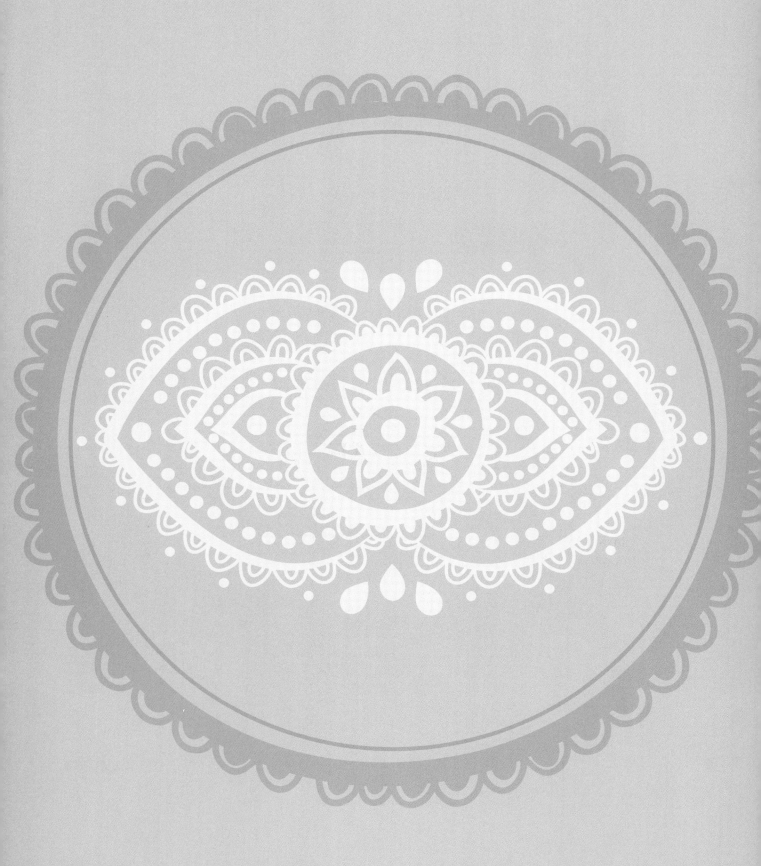

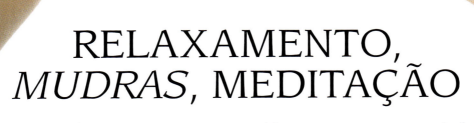

RELAXAMENTO, *MUDRAS*, MEDITAÇÃO

O relaxamento é um momento em que permitimos que o corpo e a mente façam uma pausa após uma sessão de asanas. A meditação é um estado em que silenciamos a mente e observamos, em profundidade, o nosso próprio ser interior. *Mudras* são gestos simbólicos feitos em geral com as mãos que permitem canalizar energias e entrar em estados meditativos. Este capítulo é, então, uma introdução às técnicas de relaxamento, à prática de alguns *mudras*, às posturas apropriadas para a meditação e, finalmente, à última etapa do yoga: o silêncio interior.

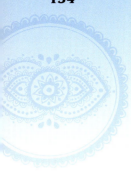

O relaxamento

Ao final da prática dos asanas, somos liberados de tensões profundas pelo relaxamento. Este período, ao qual dedicamos cerca de dez minutos, tem o propósito de "afrouxar" o corpo, propiciando um estado de calma física e mental. Este momento de tranquilidade permite assimilar os benefícios da prática dos asanas.

O relaxamento, pelo fato de permanecer em plena quietude corporal, dá a oportunidade de perceber claramente nosso estado interior. Todo o movimento mental interno aflora à superfície, portanto, é uma boa oportunidade para tomar consciência de alguma tensão física ou mental. O relaxamento nos permite liberar as tensões para que, pouco a pouco, os problemas percam a força.

Existem muitas técnicas específicas de relaxamento (ver as obras do Dr. Coué, Dr. Jacobson ou Dr. Schultz, ou algumas técnicas orientais, etc.). Também é praticado em diferentes posturas, embora a mais conhecida e geralmente utilizada seja *Savasana*, a postura do cadáver. Outras são realizadas em decúbito ventral: *Advasana*, *Makarasana* ou variações adaptadas.

TÉCNICA FÍSICA E MENTAL

Deitado no chão, afaste um pouco as pernas e deixe os pés caírem para fora. Os braços estão ligeiramente separados do corpo, com as palmas das mãos voltadas para cima. Feche os olhos e observe o corpo, a respiração, os pensamentos, sem julgar nem modificar nada, apenas intensificando a consciência.

Para entrar no relaxamento, pouco a pouco, leve a respiração para a região abdominal, respire espontânea e livremente. Comece por tomar consciência dos pés, de sua forma, suas sensações, seu contato com o solo, seu peso. Ao expirar, libere-os, relaxe-os. Tome consciência dos tornozelos, de sua forma, suas sensações, seu peso e também os libere. Continue com as panturrilhas, os joelhos, as coxas, os glúteos; de baixo para cima, vá tomando consciência das partes, das formas, das sensações interiores e exteriores, e libere as regiões. Uma vez relaxadas as pernas, continue com a pelve, o quadril e a parte inferior do abdome, e libere os músculos, relaxando os órgãos internos. Então, concentre a atenção no tórax, nas costas, na coluna vertebral, sempre de baixo para cima, relaxando e liberando todo o tronco. Siga com os braços; comece pelos dedos, depois as mãos, notando sua forma e suas sensações, percebendo o contato com o solo e deixando-os relaxar. Antebraço, braço e ombro, nesta ordem; sinta o contato com o chão e deixe-os relaxados. Finalmente, concentre a atenção no pescoço, na cabeça e no rosto; relaxe o maxilar, os lábios, a língua, as bochechas, as pálpebras, os olhos, etc. O rosto está completamente relaxado e então aparece um sorriso interno.

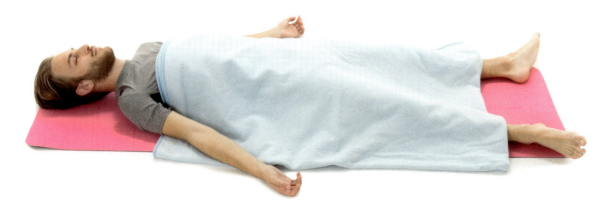

Relaxamento em *Savasana*. Durante o relaxamento, a temperatura corporal diminui um pouco, por isso é aconselhável cobrir o corpo com um cobertor.

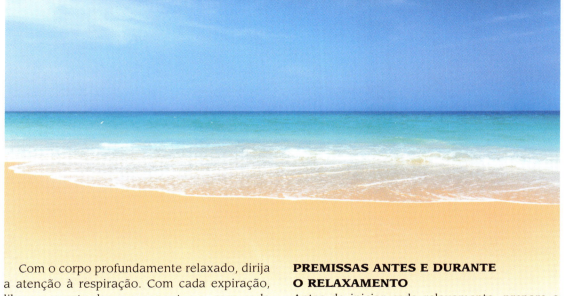

Com o corpo profundamente relaxado, dirija a atenção à respiração. Com cada expiração, libere a mente dos pensamentos e, com cada inspiração, encha o corpo de luz que vem do cosmos, uma luz que enche de paz, calma, sossego, serenidade, placidez e alegria interior.

Para sair do relaxamento, prolongue um pouco a respiração. Muito devagar, mova os dedos das mãos e dos pés. Transmita o movimento muito lentamente por braços e pernas. Estenda o corpo, abra os olhos, esfregue as palmas das mãos e as solas dos pés entre eles. Permaneça sentado alguns minutos antes de levantar.

BENEFÍCIOS

- **Ajuda a assimilar** o trabalho feito com os asanas.
- **Permite** o descanso do corpo e da mente.
- **Reduz** o estresse físico e mental.
- **Desenvolve** a consciência do corpo e da respiração.
- **Prepara** o corpo e a mente para a meditação.

CONTRAINDICAÇÕES

- **Distúrbios psíquicos** sérios.

PREMISSAS ANTES E DURANTE O RELAXAMENTO

Antes de iniciar cada relaxamento, prepare o local e preveja o material que vai precisar em função da postura.

O espaço onde se faz o relaxamento tem de ser um lugar calmo e ter temperatura agradável. Deve estar no escuro, pois ajuda a mente a relaxar.

Poucos acessórios são necessários. Por exemplo, para apoiar a cabeça, pode usar uma almofada. Também é muito útil colocar um cobertor dobrado embaixo das pernas.

A postura deve ser confortável e tente ficar acordado, com a mente atenta e uma atitude positiva. Se tiver sono, pode juntar um pouco as pernas e aproximar os braços do corpo. Se você geralmente dorme, pode tentar mudar a posição na próxima sessão.

Durante a gestação, é aconselhável ficar de lado, com uma perna flexionada.

Como uma onda que quebra na costa, que vem e vai... Desse modo, no relaxamento, inspire levando a atenção dos pés para a cabeça e expire devolvendo a atenção da cabeça aos pés. Também pode imaginar que as ondas estão se acalmando, cada vez mais, assim como sua mente.

Postura de relaxamento adaptada, ideal em caso de gravidez.

Hasta mudras

A palavra *mudra* significa "gesto" ou "selo simbólico". Os *mudras* são posturas simbólicas que podem ser praticadas com corpo, mãos, olhos, pernas ou pés. Além de serem representações metafóricas da linguagem corporal, também fazem parte do controle e da regulação da energia corporal.

Há uma grande variedade de *mudras*, alguns são simples e outros requerem uma combinação de asanas, *pranayama* e *bandhas*. São classificados em três grupos principais: *Hatha mudras* (aqueles realizados com o corpo), *Prana mudras* (aqueles que incidem na respiração) e *Hasta mudras* (aqueles realizados com as mãos). Aqui, tratamos apenas dos últimos.

MUDRAS COM AS MÃOS

A origem dos *Hasta mudras* remonta a um tempo muito antigo, provavelmente às cerimônias védicas ancestrais. Eram utilizados nos rituais tântricos e, posteriormente, tiveram influência direta nas danças indianas.

Na prática do yoga, os *Hasta mudras* são frequentemente empregados para regular canais de energia e induzir o praticante a estados meditativos. Eles também possuem propriedades terapêuticas.

Apresentamos alguns exemplos simples de *Hasta mudras* que ajudam a alcançar um ótimo estado de internalização e equilíbrio das energias internas.

1. Abhaya mudra, gesto de promessa de proteção. A mão direita aberta com a palma para a frente. A mão esquerda pode descansar no colo, na coxa ou na altura do coração.

2. Namaskara mudra ou Anjali mudra, gesto de saudação ou oração. Coloque as mãos juntas na frente do coração. A mão direita simboliza o calor, o dia, a luz do sol, a transformação do futuro; a mão esquerda simboliza a noite, o frio, a lua, o passado. A união dos dois simboliza o momento presente e o equilíbrio entre as energias lunar e solar. Este *mudra* oferece calma, equilíbrio, harmonia e paz.

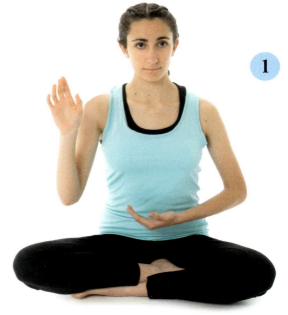

Anelar. Seu elemento é a água. Relacionado à respiração abdominal ou baixa. Canal de energia do pulmão.

Indicador. Simboliza o ser humano, finito, limitado. Seu elemento é o ar e está relacionado à respiração torácica ou média.

Médio. Seu elemento é o fogo. Relacionado à respiração torácica ou média. Canais de energia central: pelve, abdome, garganta. Plexo solar.

Dedo mínimo. Seu elemento é a terra. Ao se unir ao polegar, significa união do céu e da terra (matéria/espírito). Relacionado à respiração abdominal ou baixa. Canal energético do coração e do intestino delgado.

Polegar. Simboliza a consciência superior, ilimitada e infinita. Relacionado à respiração clavicular ou alta. Seu elemento é o éter.

3. Jñana mudra e Chin mudra, gesto da consciência e sabedoria. O polegar e o indicador se tocam formando um círculo, enquanto os três dedos restantes permanecem estendidos. O polegar simboliza a consciência cósmica e o dedo indicador, a consciência individual. Os dedos estendidos representam os três *gunas* ou qualidades: *Tamas* (dedo mínimo), *Rajas* (anelar) e *Sattva* (médio). Se os dedos apontam para cima, é *Jñana mudra*; se colocar a mão para baixo, é *Chin mudra*. É um excelente *mudra* para combater a insônia e a tensão nervosa.

4. Bali mudra, gesto de oferenda, generosidade. Una as mãos lateralmente, formando uma grande concha, com as palmas viradas para cima. Coloque-as na frente do peito.

5. Ksepana mudra, gesto de expulsão. Una os dedos indicadores e entrelace os outros, formando uma pequena cavidade entre as duas mãos. Este *mudra* estimula a evacuação do que sobra no organismo, bem como a energia negativa.

6. Padma mudra I, gesto da flor de lótus fechada. Una as pontas dos dedos e forme uma concha fechada com as mãos. A partir deste *mudra*, abra os dedos das mãos, sem separar os dedos mínimos nem os polegares, aparecendo então o gesto do lótus aberto.

7. Padma mudra II, gesto de lótus, símbolo do yoga. Corresponde ao *chakra* do coração, é um símbolo de pureza, amor e bondade. Traz muitos benefícios, incluindo abertura à abundância.

8. Shanka mudra, gesto da concha. Cerque o polegar da mão esquerda com os quatro dedos da direita, que ficam estendidos. Apoie o polegar direito no dedo médio da mão esquerda. Pode colocar as mãos na frente do peito. É um *mudra* relaxante do sistema nervoso e ajuda a se recolher em silêncio.

9. Tse mudra, gesto dos três segredos. Coloque os polegares tocando a raiz do dedo mínimo e feche a mão lentamente para formar um punho. Pode apoiá-las nas coxas. Este *mudra* é indicado para reduzir tristeza, depressão e medos.

10. Dhyani mudra, gesto de meditação e contemplação. Coloque a mão direita sobre a esquerda, em forma de concha, com os polegares se tocando. Ponha as duas mãos sobre o colo. Induz os estados meditativos, paz interior e bem-estar com os outros.

BENEFÍCIOS DOS *HASTA MUDRAS*

- **Alteram** o fluxo de energia mental, corporal ou emocional, abrindo e conectando os *nadis*.
- **Equilibram e estimulam** a energia do corpo.
- **Induzem** a estados de serenidade mental e estados meditativos.

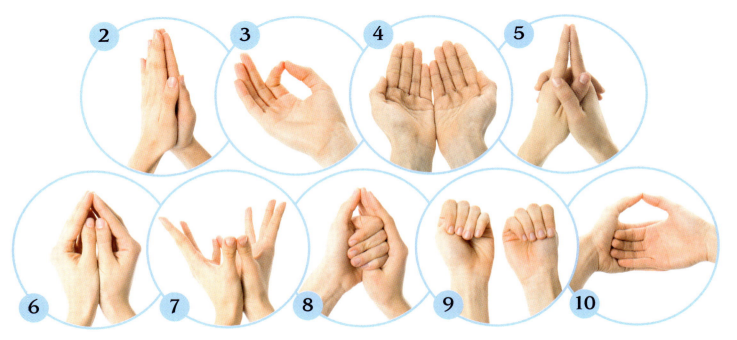

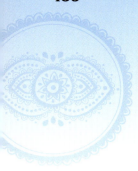

A meditação

A meditação permite uma observação profunda do nosso ser interior. É uma experiência íntima que prevalece sobre qualquer movimento mental e o pensamento racional. Encontra-se nela o silêncio absoluto, a paz infinita e a alegria interior.

Para alcançar um estágio mais elevado de yoga, é necessário ter trabalhado antes os estágios intermediários. Asanas, *pranayama*, relaxamento e concentração fazem parte da preparação do corpo e da mente para alcançar este estado sereno de liberdade espiritual.

POSTURAS

Para meditar, o ideal é se sentar no chão com as pernas cruzadas, mas isso nem sempre é possível, porque, se não estivermos acostumados a sentar assim, pouco depois de começar a meditação ficaremos desconfortáveis. No início, pode usar algum suporte, como uma manta dobrada sob os glúteos para sentar com as costas mais retas e as coxas inclinadas para baixo.

Pode adotar uma das seis posturas de meditação que mostramos a seguir, desde as mais suaves até as mais intensas, sendo as últimas três as posturas tradicionais.

Maitryasana, **a postura amistosa.** Pratica-se sentado em uma cadeira. É adequada para aqueles que começam a praticar yoga ou que, por algum motivo, não podem se sentar no chão. Nesta postura, não há tensão na base da pelve (gerada pelos músculos adutores e isquiotibiais) e é fácil manter a região lombar em uma posição neutra. As mãos descansam sobre as coxas e os pés se apoiam no chão. Sua principal desvantagem é que, por não ter a base ampla das posturas de solo, o corpo pode tender a balançar para a frente e para trás.

Vajrasana, **a postura do diamante.** Posicione-se de joelhos, com as pernas e os pés unidos e o dorso do pé contra o chão. Sente-se nos calcanhares, com as costas retas. Nesta posição, exercemos pressão sobre o nervo fibular comum, de modo que a circulação sanguínea é restringida. Não é aconselhável se você tem varizes e fraqueza nos ligamentos dos joelhos, neste caso, é recomendável se sentar em um banco baixo com o banco inclinado para a frente.

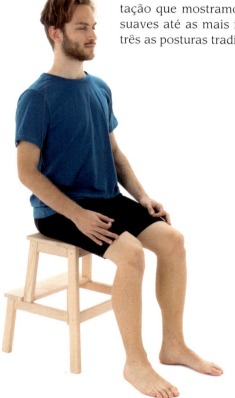

Maitryasana, a postura amistosa.

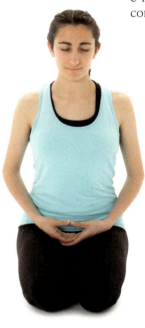

Vajrasana, a postura do diamante.

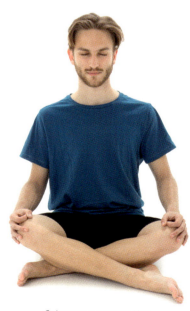

Sukasana, a postura fácil.

A meditação   **139**

***Sukasana*, a postura fácil.** Sente-se com as pernas flexionadas, cada perna descansando no pé oposto. É uma postura adequada para praticar *pranayama* ou dedicar alguns minutos à meditação. Não tendo uma base tão ampla quanto as posições tradicionais, fica instável mantê-la por um longo tempo.

***Swatiskasana*, a postura auspiciosa.** Coloque o pé esquerdo no lado interno da coxa direita, com o calcanhar do lado esquerdo do púbis. Posicione o pé direito entre a perna esquerda e a coxa, de modo que os dois tornozelos se cruzem na linha média do corpo. Se o quadril for flexível, esta postura é ideal para permanecer por um longo tempo.

***Siddhasana*, a postura perfeita.** Coloque o calcanhar do pé direito ao lado do períneo, enquanto o pé esquerdo é posicionado sobre o pé direito, mantendo o calcanhar sobre o osso púbico. Coloque a planta do pé esquerdo na coxa da perna oposta. Para tornar a posição mais confortável, pode usar um cobertor dobrado ou um banquinho. É conveniente alternar as duas pernas ao executar o asana.

***Padmasana*, a posição de lótus.** Coloque a lateral externa de cada tornozelo sobre a raiz da coxa oposta, com as plantas dos pés voltadas para cima. É uma posição difícil, mas vale a pena praticar. Você deve alternar a posição dos pés.

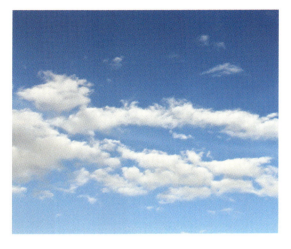

Crie uma imagem mental em que os pensamentos são como nuvens: observe-os sem julgar e deixe-os ir...

DHARANA: PRIMEIRO ESTÁGIO MEDITATIVO

Sentado no chão, adote uma postura de meditação na qual se sinta confortável e, ao mesmo tempo, estável e calmo. As costas devem permanecer retas e pode realizar um *mudra* (gesto simbólico) com as mãos. Observe o que está ao redor: ruídos, ambientes, cheiros, etc., e integre tudo. Relaxe o corpo sem perder a postura estável e se concentre na respiração. Uma vez que se tornar consciente da respiração, observe os pensamentos, sem julgar, imaginando apenas que são nuvens que atravessam o céu e se vão. Com os sentidos e a mente calmos, fixe a consciência, de modo que, ao esvaziar a mente, a mantenha alerta. Surge, então, o primeiro estágio da meditação: *Dharana*.

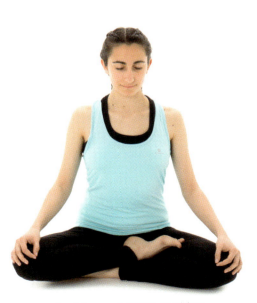
Swatiskasana, a postura auspiciosa.

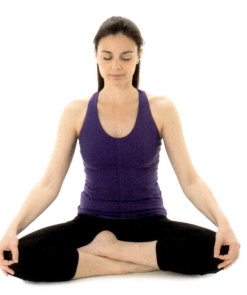
Siddhasana, a postura perfeita.

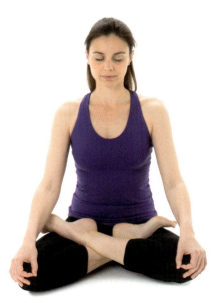
Padmasana, a posição de lótus.

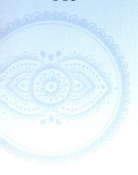

O silêncio interior

A meditação é um estado do ser. Uma experiência em que há dissolução dos pensamentos e de sua identificação com eles. Em primeiro lugar, é um caminho de busca que leva à percepção lúcida do momento presente, pouco a pouco, obtendo-se uma compreensão profunda; finalmente, a suspensão de pensamentos e imagens nos leva ao silêncio, a uma descoberta de nosso ser interior.

Pode-se usar qualquer objeto para a prática do *Trataka*: uma flor, um vaso, a luz de uma vela, uma mandala, os *chakras*... A atenção é fixada no objeto, a atividade da mente vai cessando. Finalmente, o objeto, já produto da imagem mental, desaparece e alcança-se um estado de consciência pura.

MEDITAÇÃO COM APOIO: *TRATAKA*

Para avançar no caminho meditativo, pode-se usar vários objetos ou elementos para fixar a atenção, como o som de um mantra, a chama de uma vela, um elemento da natureza ou os *chakras*. Esses objetos servem como "âncoras", a fim de desenvolver uma atenção contínua e mantê-la por cada vez mais tempo sem esforço.

O objeto escolhido deve ser sempre o mesmo. Ao fixar o olhar nele, todo o resto tende a desaparecer. Primeiro, pode manter a atenção com os olhos abertos, depois de um tempo, comece a fechá-los e a criar a imagem mental entre as sobrancelhas. Finalmente, após a prática contínua, você visualiza o objeto escolhido de forma permanente. O *Trataka* desenvolve a capacidade de concentração, prolongando-a e permitindo que entre em estados meditativos cada vez mais profundos.

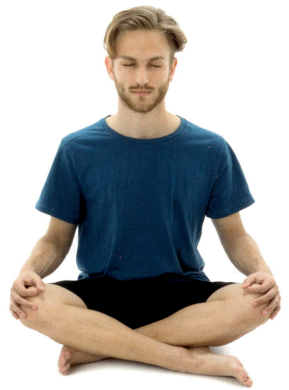

DHYANA: SEGUNDO ESTÁGIO MEDITATIVO

Quando se mantém a concentração de forma prolongada, isto é, ao observar o fluxo de pensamentos, e se percebe todo o movimento mental, sem distrações, alcança-se o segundo estágio meditativo: *Dhyana*.

Pouco a pouco, os pensamentos e as imagens que aparecem perdem força, são dissolvidos pela própria capacidade do praticante de permanecer com uma concentração sem interrupção. A mente está lúcida e atenta, torna-se consciente de si mesma.

Pode-se fixar a mente na pergunta "quem sou eu?". E quando os pensamentos atacarem pergunte-se "a quem esse pensamento surgiu? Quem sou eu?".

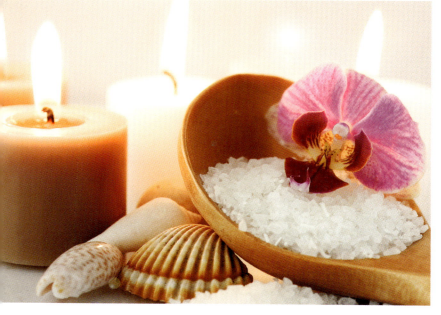

SAMADHI: UNIÃO COM A CONSCIÊNCIA SUPERIOR

A prática contínua, geralmente por longos anos, a abertura a um entendimento profundo, o abandono de todo pensamento lógico, a percepção dos movimentos internos, o desaparecimento de toda imagem do "eu", do "ego", levam pouco a pouco para a prazerosa experiência do silêncio interior.

Nessa ausência total de imagens e pensamentos, o verdadeiro ser emerge, redescobrindo-se, obtendo todo o conhecimento em um estado de supraconsciência, de paz e de felicidade absoluta. Tudo isso leva ao fim da jornada, à última etapa do yoga de Patanjali: o *Samadhi*, a união com a Consciência Superior.

OS PROCESSOS FISIOLÓGICOS NO ESTADO MEDITATIVO

- **Diminui todo o processo metabólico:** a frequência cardíaca diminui, o ritmo da respiração fica mais lento, o consumo de oxigênio é reduzido.

- **Relaxamento do sistema nervoso simpático**, que provoca uma diminuição do tônus dos músculos moles que circundam as artérias e as arteríolas, favorecendo o fluxo sanguíneo para a pele e, consequentemente, o aumento da temperatura.

- **Aumenta a temperatura da pele**, o que provoca uma irradiação de calor do corpo para o exterior, de modo que o corpo perde o calor e esfria. (É necessário cobrir-se na meditação.)

- **Reduz o lactato arterial** (níveis elevados de lactato indicam a existência de doenças em que o ácido láctico se acumula, por exemplo, o estresse).

- **Penetração da mente em um estado elevado de consciência**, sem adormecer. Aumento da potência das ondas alfa (8-15 Hz) e aparição das ondas teta (6-10 Hz). Podemos estar acordados em estados de sono profundo. Quando a mente permanece profundamente adormecida, situando-se em ondas mentais delta (1,5-4 Hz), aparece o nível de consciência de *Samadhi*.

Estado de supraconsciência a partir do qual o silêncio interior surge, a suprema felicidade. Como um lago em perfeita calma, aparece uma grande claridade mental, perde-se toda a noção de ego.

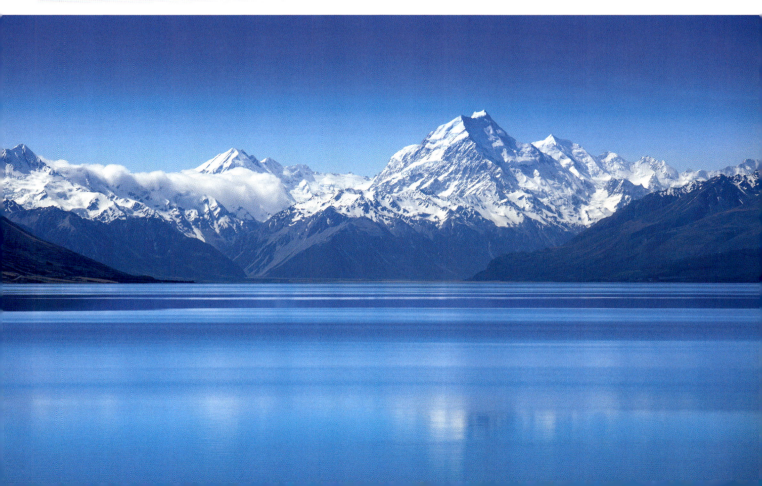

Glossário

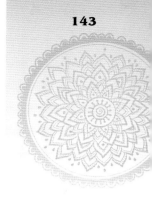

Ação muscular concêntrica. O músculo é ativado por encurtamento, há uma aproximação das inserções musculares, e o movimento ocorre.

Ação muscular excêntrica. O músculo é ativado por alongamento, há um afastamento das inserções musculares, o movimento é freado.

Ação muscular isométrica. O músculo é ativado, não há movimento nem mudança de comprimento; fixa ou sustenta a posição.

Ahimsa. Não violência. Primeiro dos *yamas* de Patanjali, base do yoga.

Asana. Postura que o corpo físico adota na prática do yoga. É o terceiro estágio do *Ahstanga Yoga* de Patanjali.

Ahstanga Yoga. Sistema de Patanjali das oito partes.

Asteya. Não roubar. Terceiro dos *yamas* de Patanjali.

Bandha. Fechadura ou chave do yoga que é produzido por meio de bloqueio muscular usado em algumas práticas do *pranayama*.

Bhakti. Devoção, amor puro, adoração.

Bhagavad Gita, ou "A canção do Senhor". Poema filosófico central da obra *Mahabharata*. Escrito entre os séculos V-II a.C., a obra é um diálogo entre Krishna (avatar de Vishnu) e Arjuna, jovem príncipe que tem de lutar uma batalha. O poema tem um grande conteúdo espiritual.

Carma. Ação. Lei de causa e efeito.

Chakras. Círculo, disco ou roda. Centros de energia localizados no principal eixo energético do corpo.

Darsanas. Significa "pontos de vista" ou "visão do mundo". São os seis sistemas clássicos, ou escolas filosóficas ortodoxas, da filosofia hindu. Tem como base os *Vedas*: *Vaisheshika*, *Nyaya*, *Samkhya*, *Yoga*, *Mimansa* e *Vedanta*. O *Vedanta*, ou "fim do Veda", é o mais importante deles; *Samkhya* é o mais antigo, e o *Yoga* pode ser concebido como a práxis do primeiro.

Dharana. Concentração. Sexto estágio do *Ashtanga Yoga* de Patanjali.

Dhyana. Meditação. Sétimo estágio do *Ashtanga Yoga* de Patanjali.

Granthis. Nós de energia sutil que dificultam o livre fluxo energético.

Gheranda Samhita. Datado do século XVII, este manual de yoga é um dos três textos clássicos de *Hatha Yoga*, com *Hatha-Yoga-Pradipika* e *Shiva Samhita*. As técnicas que apresenta são a base do yoga contemporâneo. Ele apresenta um yoga sétuplo: *shatkarmas*, asanas, *mudras*, *pratyahara*, *pranayama*, *dhyana* e *samadhi*.

Gunas. Qualidades básicas que permeiam toda matéria e o universo. Designam o modo de existência. Há três: *Sattva* (inteligência, contemplação, pureza, bondade, harmonia), *Rajas* (dinâmica, paixão, energia) e *Tamas* (ignorância, escuridão, inércia).

Hatha Yoga. Ramo de yoga criado entre os séculos XV e XVI. Baseia-se em práticas físicas que purificam o corpo e equilibram a energia interna: os asanas, o *pranayama*, os *mudras* e os *bandhas*.

Hatha-Yoga-Pradipika (século XIV). Escrito por Svamin Svatmarama, é o manual mais importante sobre *Hatha Yoga*. Combina *Hatha Yoga* com *Raja Yoga*, baseando-se na medicina aiurvédica. O texto é dividido em quatro capítulos: asanas e *tridoshas*, pranayama e *kumbhaka*, mudras e bandhas, e samadhi.

Kundalini. Energia espiritual que se encontra latente em *Muladhara Chakra*.

Kosha. Camada ou corpo energético.

Mudra. Gesto ou postura, geralmente realizado com as mãos, que cria um modelo energético no corpo e direciona a energia vital.

Músculos sinérgicos. São ativados para ajudar o movimento dos músculos agonistas.

Nadis. Canais sutis pelos quais a energia flui.

Neti. Limpeza das fossas nasais.

Niyamas. Práticas de depuração. Segundo estágio do *Ashtanga Yoga* de Patanjali.

Prana. Energia, força vital que se encontra em todo o universo.

Pranayama. Técnica para controlar a respiração É o quarto estágio do *Ashtanga Yoga* de Patanjali.

Samadhi. Último estágio do yoga, em que ocorre a união entre a consciência individual e a Consciência Universal ou Espírito Supremo.

Sutra. Frases curtas ou aforismos.

Shiva-Samhita (aproximadamente século XVIII). Também chamado "Compêndio de Shiva". Texto escrito em sânscrito que consiste em uma síntese da tradição e da práxis do yoga, de seus asanas (nome 84), *pranayama*, práticas tântricas, *mudras* e meditação.

Surya. Sol.

Sushumna. Canal energético central, localizado no interior da coluna vertebral, que constitui a parte sutil do sistema nervoso central.

Tantra. Corrente filosófica que tem como objetivo a expansão da consciência.

Upanishads. *Upa* significa "próximo"; *ni* significa "abaixo", e *sad* é "sentar-se". Seu significado é sentar-se perto do professor ou guru para ouvir seus ensinamentos. Os *Upanishads* são antigos textos filosóficos e esotéricos compostos entre os séculos VIII e IV a.C., embora tenham sido adicionados outros até o século XV d.C. Seu principal ensinamento é que o *Atman*, nossa essência imanente, e *Brahman*, o Deus transcendente, são o mesmo.

Yamas. Princípios éticos universais. É o primeiro estágio do *Ashtanga Yoga* de Patanjali.

Yoga. Significa "união". É o estado mais alto de consciência. Representa a união da alma individual com o Espírito Supremo. Por outro lado, o yoga é um dos seis grandes sistemas filosóficos da Índia.

Yogi. Pessoa que segue o caminho do yoga pela sua prática.

Bibliografia

Anônimo. *Bhagavad Gita*. Fernando Tola (trad.). Biblioteca Nueva: Madri, 2000.

Anônimo. *Los Yogasutras de Patañjali.* Rasik Vihari J. (trad.). Árbol editorial: México, 1992.

CALAIS-GERMAIN, Blandine. *Anatomía para el movimiento I.* Los libros de la liebre de Marzo: Barcelona, 2002.

CELLA, Gabriella. *I secreti dello Yoga.* Edizione Manuali Fabbri: Milão, 2001.

COULTER, David. *Anatomía del Hatha Yoga.* Obelisco: Barcelona, 2013.

HALL, Jean; HALL, Doriel. *Enciclopedia práctica de Astanga Yoga y meditación.* Edimat libros: Madri, 2007.

HERNÁNDEZ, Danilo. *Claves del yoga.* Los libros de la liebre de Marzo: Barcelona, 1998.

HIRSCHI, Gertrud. *Mudras.* Urano: Barcelona, 1999.

IYENGAR, B. K. S. *Luz sobre el Pranayama.* Kairós: Barcelona, 2001.

_____. *La luz del yoga.* Kairós: Barcelona, 2001.

JANAKIRAMAN, Yogacharya; ROSSO, Carolina. *Yoga solar.* Ibis: Barcelona, 1992.

JENKINS, Nicola; BRANDON, Leigh. *Anatomía & Yoga para la salud y la postura.* Paidotribo: Barcelona, 2010.

JOHARI, Harish. *Los chakras.* Edaf: Madri, 1989.

KAMINOF, Leslie; MATTHEWS, Amy. *Anatomía del yoga.* Tutor: Madri, 2008.

LARSEN, Christian; WOLFF, Christiane; HAGER-FORSTENLECHNER, Eva. *Yoga terapéutico.* Paidotribo: Barcelona, 2014.

MARIEB, Elaine N. *Anatomía y fisiologia humana.* Pearson Educación: Madri, 2008.

McCALL, Timothy. *Yoga & Medicina.* Paidotribo: Barcelona, 2010.

PANIKKAR, Raimon. *Espiritualidad hindú.* Kairós: Barcelona, 2005.

ROMÁN, María Teresa. *Enseñanzas espirituales de la India.* Oberon: Madri, 2001.

WILLS, Pauline. *Chakras.* Gaia: Madri, 2003.